Ayuno Intermitente

Métodos simples y efectivos para la reducción de peso a largo plazo y un mayor bienestar Obtenga el poder con la ayuda de profesionales y consejos útiles

(Ayuno intermitente para mujeres: la guía esencial)

Placido de Ferrer

TABLA DE CONTENIDOS

Introducción 1

Siguamos Desmontando Falsas Creencias Sobre El Ayuno Intermitente Y El Desayuno. 19

La Razón Por La Que Deberías Comenzar A Hacer Un Ayuno Intermitente 38

Cómo Obtener Los Mejores Resultados Del Ayuno Intermitente 48

¿Qué Es El Ayuno Intermitente Y Cómo Funciona? 56

Las Técnicas Más Efectivas De Ayuno Intermitente Para Mujeres 66

¿Cuándo Es Mejor Abstenerse Del Ayuno Intermitente? 103

Cómo Se Quema Y Almacena La Grasa 110

De Ayuno Intermitente 116

La Comprensión Del Ayuno Intermitente 125

¿Por Qué El Ayuno Intermitente Funciona? 150

Comencemos Con Lo Fundamental. 157

Introducción

¿Alguna vez has escuchado sobre los ayunos intermitentes? Es probable que hayas oído hablar de personas que ayunan, ya sea porque lo hacen por una creencia religiosa o porque quieren perder peso.

El ayuno intermitente es un tipo de alimentación que se ha ido extendiendo en nuestra sociedad y hoy en día son cada vez más las personas que buscan adoptar este estilo de vida.

En este libro, te hablaré de todo lo que encierra el ayuno intermitente, incluida su historia, su filosofía y cómo aplicarlo de manera segura y efectiva.

El ayuno intermitente es una forma de comer que divide su día en dos partes: en una parte comes y en la otra ayunas, no comes nada excepto agua o té. Lo que hará que el cuerpo entre en una condición que hace que comience a quemar grasa y es parte de lo que te contaré en detalle, basándome en estudios científicos de larga data.

Uno de los beneficios del ayuno intermitente es que comenzarás a perder peso, pero déjame decirte que es casi el beneficio más pequeño porque el ayuno intermitente tiene muchas otras ventajas además de cuidar tu cuerpo.

Es cierto que hay rumores sobre esto. Algunas personas pueden decirte que puedes desarrollar una ulcera, lo cual es una locura. Se dice que uno debe comer tres veces al día y que debe hacer ejercicio y comer saludable en lugar de comer chatarra. Sin embargo, no se ha demostrado que esto sea posible.

No te negaré que existen muchos mitos, pero lo bueno es que esos mitos los quiebro aquí, te nombraré cada uno de ellos y te explicaré por qué no tienen base.

Te daré una explicación detallada de cada una de las razones por las que este sistema de alimentación funciona. Pero te adelanto que funciona porque se adapta a ti y porque el cuerpo comienza an entrar en un estado conocido como cetosis, en el que el cuerpo utiliza la energía de su grasa para energizarse quemándola.

Perder peso tiene muchos beneficios, el primero de los cuales es que muchos quieren verse mejor estéticamente, pero eso es apenas algo social que realmente no tiene importancia; lo que realmente importa es que nuestro cuerpo esté saludable desde adentro. Si tienes unos kilos de más que se reflejan en tu pancita, esto es apenas lo de afuera, la grasa también cubre tus órganos y al final termina causándote problemas de salud graves porque a pesar de que

Por lo tanto, debe tomar medidas para mantener una dieta equilibrada y un enfoque como el ayuno intermitente para sentirse bien contigo mismo.

Te recomiendo el ayuno porque, además de perder peso, mejorará su sensibilidad a la insulina. Muchas personas tienen dificultades para hacerlo porque se vuelven resistentes a la insulina y pueden desarrollar diabetes si cambian sus hábitos y incorporan el ayuno en su vida diaria.

Sin contar con el gran beneficio de aumentar la energía, a lo mejor piensas que por no comer andarás débil y te sentirás mal, pero curiosamente no, cuando comienzas a hacer el ayuno como forma de vida estás en una etapa donde tu cuerpo está siempre enérgico, y esto es porque se limpia, y dentro del libro te explico en detalle por qué.

Cuando comenzamos a hacer ayuno intermitente, el colesterol malo también se elimina gradualmente de nuestro cuerpo porque el cuerpo se limpia, empieza a trabajar mejor y muestra mejores condiciones de salud. Uno de los efectos científicamente comprobados del ayuno intermitente es que reduce el colesterol malo. Te cuento en detalle cómo sucede esto aquí.

¿Sabes que esto es lo mejor de todo? El ayuno intermitente no cuesta nada de dinero, no necesita comprar alimentos para su nueva dieta o perder dinero en grandes sistemas supuestamente mágicos. En cambio, es un ahorro porque dejarás de comer en exceso y tu comida rendirá más así como tu dinero.

Esto resulta en una vida mucho más simple que no requiere cambios significativos, sino que puede hacerlo cuando quieras, donde quieras y sin sacrificar demasiado tus pequeños placeres, lo que es un gran beneficio. Imagina poder comer todo lo que quieras, siempre y cuando lo hagas de manera saludable.

De hecho, tiene un ayuno, lo que significa que puede comer lo que quiera, pero debe hacerlo de manera saludable. En lugar de comer pizza o hamburguesa, debe comer vegetales y alimentos lo más naturales posible. Dentro, te explico paso a paso cómo abandonar el ayuno y comer satisfactoriamente. Incluso se quedó lleno para que el ayuno fuera más fácil.

Pensarás que hacer el ayuno te causará sufrimiento porque experimentarás pesadez, sueño y los síntomas del hambre, pero no es así. En cambio, experimentarás una gran cantidad de energía que no sentías hace mucho. Además, cuando adoptes este sistema de alimentación, comenzarás a comer de manera diferente.

Si todo lo que te he dicho parece poco, cuando haces el ayuno intermitente comienzas a retrasar tu envejecimiento. Se dice que eres lo que comes, pero también digo que eres como comes. Dentro, te explicaré por qué tu envejecimiento se retrasa y lo haces más llevadero cuando llega, esto tiene sus pruebas científicas.

¿Sientes dolor en el cuerpo todo el día? ¿Te sientes ardiente? Esto se puede aliviar con el ayuno intermitente, ya que el cuerpo comienza an eliminar todo lo que ha acumulado a lo largo de los años. Al hacer el ayuno intermitente gradualmente, comenzarás a sentirte mejor. Adiós al dolor y la inflamación.

Hay una variedad de tipos de ayunos, lo que es maravilloso porque podrás elegir aquel que realmente se adapte a tu estilo de vida. Por ejemplo, puedes elegir el sencillo, que solo toma 8 horas, o puedes hacer uno de 16 horas, 14 horas e incluso 20 horas, que solo toma 4 horas para comer.

No te preocupes, te explicaré cómo comenzar a hacer ayunos intermitentes y, en cada uno de ellos, qué pasos debes seguir para lograr una adaptación real.

Cada ayuno está hecho para cada persona; a lo mejor no te entiendes con uno, pero con otro sí.

Cuando el cuerpo se acostumbra a comer durante un período de tiempo determinado, comienza a distribuir adecuadamente el azúcar en el cuerpo para luego usarlo como combustible y, finalmente, comienza a usar la grasa para continuar funcionando. La ciencia de este tipo de ayuno comienza cuando se quema la grasa del cuerpo.

El cuerpo entra en cetosis en ese momento. La cetosis es cuando la grasa pasa a ser la fuente de energía para que el cuerpo siga funcionando. Tenemos el cuerpo acostumbrado a funcionar con los carbohidratos y estos son la gasolina, pero le damos demasiado y tenemos "mucho combustible" acumulado, que podemos aprovechar, haciendo que el cuerpo entre en cetosis y lo queme.

Como resultado, el cuerpo comienza a mejorar en una variedad de aspectos, incluida la optimización del colesterol malo. Esto se debe a que, mientras uno comienza a producir colesterol para poder quemar grasa, otro comienza a perder peso. Lo cual es muy beneficioso porque tu cuerpo se está limpiando.

Hace 50 mil años, nuestros antepasados comían, acumulaban grasa en su cuerpo y se preparaban para enfrentar situaciones difíciles. Los grandes guerreros, después de las grandes batallas, comían incluso una sola comida al día, pero aún tenían la energía para ir al campo de batalla con lanzas y enfrentar a sus oponentes.

El sistema digestivo descansa cuando el cuerpo ayuna, lo que es muy beneficioso para él porque siempre funciona cuando lo tienes acostumbrado a comer cada cuatro horas, siempre tiene los alimentos en proceso y no termina de procesar unos cuando le das más.

Te mencioné al principio que uno de los beneficios del ayuno intermitente era perder peso, pero hay más beneficios, uno de los principales es que se puede limpiar emocionalmente. Cuando la mente se satura de la mala alimentación, también se satura la mente, y es por eso que aparece la lucidez y la motivación para hacer de todo y resolver los conflictos que habías estado arrastrando.

El ayuno mejora las relaciones interpersonales porque en algún momento del proceso te llegará el deseo de confrontar an otros y ver lo que sucede, cerrar ciclos, emprender esos que has estado procrastinando hace tiempo o comenzar de cero proyectos que nunca antes habías empezado.

En resumen, si comienzas an ayunar, descubrirás que no solo ayuda a perder peso, sino que cambia toda tu vida. Por esta razón, muchas personas finalmente adoptan el ayuno como una forma de vida. Lo hacen todo el tiempo, incluso con un pequeño descanso, pero lo hacen constantemente para limpiarse el cuerpo y perder algún kilo que ganaron durante una celebración. Es parte de la esencia de cada persona.

Una idea fantástica para hacer el ayuno es combinarlo con ejercicio. Te cuento cómo puedes incorporar el ejercicio en tu rutina diaria, aunque al principio pueda parecer difícil. Sin embargo, una vez que tu cuerpo se adapta al ayuno, hacer ejercicio será una actividad más del día sin problemas, con los beneficios de perder peso más rápido.

Te diré cuáles son los mejores ejercicios para empezar, cómo hacerlo y cómo decirle al cuerpo que ahora se hace ejercicio de esa manera. Te cuento todo lo que necesitas para ejercitarte.

Te diré cómo empezar, no solo con el ejercicio, sino también con el ayuno en general, cómo manejar los posibles dolores de cabeza, los ataques de hambre, la fatiga, la vida diaria y cómo llegar más rápido a la adaptación para que puedas llevar el ritmo alimenticio.

Hay muchas formas de lidiar con los primeros días, e incluso si ya te has adaptado a tomar café y tés, te diré cómo prepararlos para que no arruines tu dieta abusando de ese calmante durante el proceso de adaptación. Además, te daré algunos consejos para aquellos que están tratando de dejar de ayunar o que quieren dejar de hacerlo, y también te contaré cómo evitar el abuso.

Los errores en este tipo de alimentación suelen ocurrir porque la gente no sabe cómo evitarlos, por lo que te contaré cómo evitarlos en el proceso. Te cuento algunos consejos sueltos a lo largo del libro entre líneas y luego le dedico un capítulo entero an explicártelos y cómo abordarlos cada uno de ellos.

Debido a que este es uno de los errores más comunes, elegir cualquier plan de ayuno al azar, no, es un error; hay variables, y te enseñaré cómo sopesarlas para que elijas sabiamente.

Te enseñaré a no pensar demasiado. Las personas que comienzan con el ayuno intermitente generalmente comienzan a pensar que si no comeré en tantas horas que si me quedan tantos minutos para comer e imágenes, así que son minas con C4 que pones tú mismo en tu terreno y que cuando pises una, volará todo el ayuno y lo abandonará y volverá a tu estilo de vida normal.

Como puedes ver, el libro tiene un contenido extenso y profundiza en el sistema de alimentación milenario del ayuno intermitente, que es considerado divino. Te llevará de vuelta a tus orígenes, a los orígenes humanos cuando no comíamos tan seguido y no padecíamos de este mal social de la obesidad. Aquí está todo lo que necesita saber sobre el ayuno intermitente.

Te explicaré por qué no debes apresurarte en el ayuno, sino que debes gradualmente aprender a controlar tu cuerpo. Además, explicaré las desventajas de apresurarse demasiado.

Para finalizar esta introducción y pasar al contenido, te diré lo importante que es el agua en esta nueva etapa de tu vida: debes beber agua constantemente y cada cuánto, porque hay un límite en el que beber demasiado puede ser malo para ti.

Te enseñaré a beber agua hasta entonces.

Te diré cómo comer, si poco o mucho. Muchas personas cometen el error de comer demasiado cuando terminan el ayuno, y otras cometen el error de comer muy poco, lo que les pasa factura cuando les toca ayunar de nuevo. Esto es el motivo por el cual muchos dejan de hacer el ayuno porque lo ven como algo demasiado drástico. Por lo tanto, aquí te diré cómo comer e incluso algunos alimentos que te ayudarán a no pasar hambre cuando regrese el ayuno.

Te invito a leer este libro sobre el ayuno intermitente, donde encontrarás todo lo que necesitas para comenzar desde ahora, claro después de una planificación, a cambiar tu estilo de vida por uno más saludable donde te alimentes bien y que a su vez bajes de peso, mejores tus relaciones, te sientas mejor tanto física como emocionalmente y que alejes todas las enfermedades que se derivan de una mala alimentación y de la obesidad.

Siguamos Desmontando Falsas Creencias Sobre El Ayuno Intermitente Y El Desayuno.

Vamos a ser honestos y discutir la cuestión de si el desayuno es la comida más importante del día o no. Por lo general, comemos cereal o algo ligero al desayuno, y a mediodía comemos algo más rico. Por lo tanto, el desayuno no es el evento más importante del día. Sin embargo, no nos quedaremos aquí; en cambio, abordaremos el tema para que quede claro lo que estamos hablando.

¿Qué sucede si te levantas mañana y optas por no desayunar?

Hace aproximadamente cinco o diez años, era imposible saltarse el desayuno. Desayuno es la comida más importante del día, así que no lo dejes pasar. Sin embargo, los estudios actuales han demostrado que saltarse el desayuno no es tan dañino como se pensaba en ese momento. No está mal si quieres saltarte el desayuno mientras estás en la dieta intermitente. Puede hacerlo. Esto significa que estás en el período de permiso para comer. Aunque comes todos los días, no hay nada malo en agregar un poco más de desayuno algunos días después de salir del desayuno.

Quienes afirman que no se puede saltar la comida argumentan que cuando llegue la hora del desayuno, tendrás más hambre, lo cual es incorrecto. También afirman que si no desayunas, tu metabolismo se va a poner más lento, lo cual también es incorrecto. Además, afirman que pierdes músculo porque tu cuerpo comienza a usar el músculo para alimentarse y cerrar, lo que conduce an un envejecimiento más rápido.

Debido a que no exhiben pruebas que lo respalden, afirman que todo esto se basa en algo empírico.

Con esto de que se puede o no saltar, di una mentira cien veces y se convirtió en verdad. Se dice con tanta frecuencia que terminamos aceptando el desayuno como una verdad que incluso nosotros nos lo creemos.

Engordas si comes carbohidratos por la noche; realmente engordas cuando comes demasiados carbohidratos, no importa la hora. Por lo tanto, la afirmación de que el desayuno es la comida más importante del día no es completamente correcta. Según los expertos, comer desayunos ayuda a mantener tu peso. Se dice que las personas que no desayunan tienen más probabilidades de desarrollar obesidad. Sin embargo, esta lógica se debe a que las personas obesas se esfuerzan por no desayunar para comer menos y perder peso.

Las personas que desayunan a lo mejor tienen una vida deportiva activa, cuidan su alimentación, no se estresan tanto y disfrutan de una buena calidad de vida, por lo que no hay una correlación.

En pocas palabras, la creencia de que el desayuno es la comida más importante del día es una creencia común que no tiene base en la evidencia. El American Journal of Clinical Nutrition encontró que esta creencia es incorrecta. No existe una correlación causal entre el peso y el desayuno.

Por lo tanto, ya podemos afirmar que si evita el desayuno, no perderá peso.

Los defensores de la idea de que no comer desayunos argumentan lo siguiente:

Como no desayunas a media mañana, tienes mucha hambre y te comes todo lo que encuentras a tu paso como si fueras un león, a veces tienes un poco de hambre pero no lo comas sino que lo aguantas para más tarde. • Cuando llega la hora de la comida, como no puedes controlar seguro, terminas comiendo lo primero que te ves por la frente y será como una mercancía en una feria de comida rápida Por lo tanto, pierdes peso y arruinas todo.

Además de comer alimentos poco saludables, si consumes mucho, te sentirás lleno como si no hubieras desayunado, lo que es peor para ti que para tu enfermedad.

• Si lo haces con frecuencia, es probable que aumentes de peso.

Sin embargo, en la realidad, ocurre de esta manera:

Cuando te saltas el desayuno, estás consumiendo 400 calorías menos, lo que es una cantidad significativa cuando estás en el proceso de perder peso.

Puede sentirse más hambre al principio; esto es normal. Es porque la grelina, la hormona que regula el apetito, se secreta cuando comes, pero cuando no estás acostumbrado an ayunar, tendrás más hambre de lo normal, por lo que cuando tienes una hora habitual para comer y no lo haces, tendrás mucha hambre. Sin embargo, si está en la etapa de hacer el ayuno intermitente, será fácil acostumbrarse y será muy común no comer el desayuno.

Ayunar no te hará hambre, sino que tendrá muchos beneficios.

• Ya está claro que perderás peso cuando hagas el desayuno intermitente y no lo hagas. logra un déficit calórico necesario para perder peso.

• Aumentas tu metabolismo y este aumento se mantiene hasta el tercer día del ayuno. No entrarás en modalidad de inanición, sino en el proceso de quemar grasas que ya te hemos explicado.

Incluso si intentas entrar en cetosis, tendrás un mejor resultado. El cuerpo trabaja más rápido y puede quemar más grasa.

• La quema de grasa aumenta y activa la expresión de los genes que facilitan el transporte y la quema de grasa en el músculo.

No te preocupes, no perderás tanto músculo.

• Se secreta una mayor cantidad de hormona del crecimiento, lo que provoca la quema de más grasa.

• Cuando estás en ayunas, ya sea intermitentemente o solo por el desayuno, los niveles de insulina disminuyen.

• Fortalece la sensibilidad a la insulina.

• Es beneficioso para las personas con diabetes tipo dos.

• La inflamación, que también ha sido abordada, también disminuye.

El estado de ánimo mejora y el dolor por enfermedades crónicas disminuye. Además, se reducen los achaques por una variedad de enfermedades.

• El perfil de los lípidos cambia de manera positiva.

• Previene el desarrollo de enfermedades cardíacas.

Esto ayuda a las personas con cáncer a reaccionar mejor ante el mal y luchar.

• El estrés oxidativo reduce la llegada del envejecimiento y alarga la vida.

Este es un procedimiento que se incluye en el ayuno intermitente y lo puedes incluir en cualquier tipo de ayuno que quieras hacer. Ya sea que comas, ayunes y vuelvas a comer o en los días en los que supuestamente deberías descansar del ayuno para aumentar la intensidad del ayuno, todo esto es posible.

Esto se puede lograr evitando el desayuno todos los días y esperando hasta el almuerzo o más tarde para comer, o usando un ayuno intermitente, en el que pasas muchas horas sin comer.

Recuerda que esto no es una dieta; sin embargo, puede incluirlo en su alimentación diaria para mejorar el rendimiento de su esfuerzo.

Ah, pero muchos expertos dicen que debes desayunar porque necesitas mantenerte nutrido. Te indican que debes comer cada dos o tres horas para aumentar tu metabolismo. Si quieres resultados, debes hacer cardio para quemar grasa y abstenerte de beber alcohol. No es necesario que hagas ninguna de estas cosas; puedes elegir hacerlo.

No todos están listos para ayunar, como se mencionó anteriormente. Si quieres solo tomar un café en la mañana, está bien; si comiste, está bien; no es el mejor método del mundo. El ayuno es algo que se adapta a tu personalidad, a tus deseos de comer y a tus objetivos de mejorar tu estilo de vida.

Cuando finalmente te adaptas al ayuno, ya no tienes que preocuparte por las comidas, el hambre y toda esa ansiedad terrible. Pero una vez que te acostumbras, puedes seguir con facilidad este tipo de dieta, ya sea que solo comas el almuerzo y la cena saltando el desayuno o que elijas todo lo que te decimos en el libro.

Al final, lo que te haga sentir bien contigo mismo es tu cuerpo, tu templo y tu decisión. No olvides que el desayuno es opcional, por lo que tienes la opción de decidir si lo comes o no.

ejercicio en ayunas o no

Otro tema de discusión importante es el de saltarse el desayuno, ya que hacer ejercicio en ayunas o comer algo es otro gran dilema que es defendido por grandes atletas. Aquí te ofrecemos una versión imparcial con estadísticas de los beneficios y desventajas.

Nuestra atención se centrará en los hallazgos científicos, que al final definirán el tema de las dietas y el cuidado del cuerpo.

Se dice que entrenar en ayunas aumenta el uso de lípidos como fuente de energía, pero entrar sin haber terminado el ayuno de la noche provoca un catabolismo, lo que promueve la pérdida de músculo.

Estas son las pruebas científicas que respaldan esta idea.

Tras doce horas de ayuno y un entrenamiento mediano, sin mucha exigencia, se produjo una oxidación de lípidos, especialmente en los atletas, según un estudio realizado con personas que estaban entrenadas y otras que no tenían el hábito de entrenar.

La intensidad no aumentó la quema de grasas o el uso de grasas como fuente de energía. sin importar la nutrición.

El entrenamiento an alta intensidad también demostró que la oxidación de lípidos no era significativamente diferente si se realizaba en ayunas o después de comer.

Si estás entrenando an alta intensidad, estar en ayunas para intentar aumentar la quema de grasas no es algo que valga la pena hacer. además de los que se mencionaron en el ayuno matutino.

Según otro estudio sobre personas que seguían una dieta hipercalórica, hacer ejercicio en ayunas ayuda a mantener el peso y mejora la tolerancia a la glucosa y la sensibilidad a la insulina. La ingesta de carbohidratos antes o durante un entrenamiento no afecta el entrenamiento.

Según la ciencia, el entrenamiento en ayuda después de comer produce algunos beneficios metabólicos. Si el entrenamiento es intenso, no hay grandes cambios, pero si es moderado, se siente el impacto de la quema.

El entrenamiento intenso mientras estás en ayunas no mejora la oxidación de lípidos porque aumenta el consumo de hidratos como fuente de energía.

Si puede tomar este tipo de ayuno si es una persona entrenada que busca cambios metabólicos significativos, pero si no, será un esfuerzo adicional que no te dará buenos resultados.

En pocas palabras, el entrenamiento en ayunas debe reservarse para las personas capacitadas que desean mejorar su resistencia y estado físico. Lo mejor es no indagar en este tipo de ayunos si eres principiante.

Si te gusta el deporte y crees que puedes entrenar en ayunas, aquí tienes información útil que puedes usar. En cuanto al glucógeno, cuando entrenas en ayunas no entrenas sin glucógeno, ya que puedes guardarlo en tu cuerpo. Si eres un deportista entrenado, acumulas aproximadamente 500 gramos de glucógeno muscular y 150 gramos de glucógeno hepático.

Si el día anterior consumiste una cantidad adecuada de carbohidratos y te levantaste con los depósitos llenos, te levantaste con ellos así. Esto se debe a que los depósitos de glucógeno muscular que se utilizan durante el entrenamiento pueden permanecer intactos mientras duermes.

Si los depósitos en el hígado disminuyen, porque alimentan al cerebro mientras duermes.

Cuando duermes, gastas aproximadamente 60 calorías por hora.

Esto significa que consumes 480 kcal en ocho horas. Por lo tanto, el 80% de los ácidos grasos serán ácidos grasos, lo que significa que tendrás aproximadamente 100 kcal de glucosa durante la noche.

En otras palabras, gastas aproximadamente el 4 % de tu reserva corporal y llegamos a la conclusión de que puedes entrenar en ayunas porque tienes el glucógeno necesario para hacerlo.

Como se puede ver, el entrenamiento en ayunas tiene ventajas para aquellos que practican deportes. Sin embargo, no debe preocuparse si su condición física no es la mejor, ya que si comienza an entrenar y prepararse en algún momento, puede alcanzar este nivel. En resumen, hacer ayuno no es malo después de todo.

3. Glicina

El tercer peligro potencial asociado con el ayuno intermitente es la posibilidad de aumentar la resistencia a la insulina, desarrollar una mayor probabilidad de desarrollar diabetes tipo 2 y aumentar la probabilidad de desarrollar todas las patologías asociadas con el síndrome metabólico.

Cuando hacemos una búsqueda alrededor de los peligros potenciales que existen en torno al ayuno intermitente, lo que más surge es la diabetes tipo 2, hay bastantes estudios y bastantes autores y nutricionistas que han podido observar cierta predisposición, cierto aumento de glucosa en ayunas en personas que están realizando durante mucho tiempo el ayuno intermitente y esto es debido a dos circunstancias, por un lado lo que acabo de decir, la persona que de forma estricta corta los carbohidratos, hace el ayuno intermitente, no mete las calorías suficientes y eso genera tal actividad de la cápsula suprarrenal, tal liberación del cortisol que empezamos a producir pérdida de masa muscular, mayor hiperglucemia, mayor liberación de insulina, mayor resistencia periférica en los receptores a la insulina; ese estado de hiperactividad del sistema nervioso, del sistema inmunológico también produce mayor cantidad de radicales libres en la persona, tanto, que se ha visto que las células beta del páncreas han podido verse afectadas en personas que realizan de forma anárquica y descontrolada el ayuno intermitente y el funcionamiento del páncreas es peor.

La segunda razón por la cual el ayuno intermitente puede causar resistencia a la insulina o predisposición a la diabetes tipo 2 es que muchas personas se sienten muy cómodas haciendo el ayuno intermitente porque creen que simplemente bajarán de peso y les permitirá olvidarse de la dieta y hacer la dieta de forma anárquica. He leído que el ayuno intermitente es muy beneficioso para mis células, mis mitocondrias, mis sistemas metabólicos y endocrinos. He leído sobre todo y me ayudará a bajar de peso porque no estoy comiendo durante toda la mañana porque me encuentro bien con agua y café y luego como mi pasta, mi arroz y un helado cuando llega la noche y "me come" todo. Considere en su mente, a pesar de su ignorancia, que está realizando una herramienta maravillosa para la salud llamada ayuno intermitente. Solo come dos veces al día, la primera a las tres de la tarde y la segunda a las ocho, y hace ayunos intermitentes de 19 horas. Ha sido galardonado con el premio nobel en 2016 por el ayuno intermitente, y cree que será inmortal. Sin embargo, no se da cuenta de lo que come y en esas dos

Por lo tanto, con todas estas circunstancias, el ayuno intermitente claramente no es beneficioso para usted, y es posible que incluso sea la excusa perfecta para pensar que puede olvidar el control de su balance de calorías.

La Razón Por La Que Deberías Comenzar A Hacer Un Ayuno Intermitente

Contrario a la creencia popular, el ayuno intermitente no es una invención del siglo XXI o un descubrimiento de la nueva era. En cambio, es una invención de científicos que estudian ratas. Es un estilo de vida que ha existido desde hace mucho tiempo.

En cambio, es un antiguo secreto, casi como una historia perdida que solo los científicos han descubierto y, por lo tanto, han demostrado en ratas.

Para empezar, el ser humano, o nuestros predecesores antes de la era de Internet, los aviones y los cruceros, existía y tenía que comer porque el cuerpo humano ha permanecido más o menos igual a pesar de todos los avances modernos, lo que significa que el ser humano ha estado hambriento siempre. Debido a las variaciones estacionales, la sequía o el hambre, y otras calamidades naturales, el hombre primitivo tenía que pasar por largos períodos de ayuno. Incluso cuando no había calamidades naturales, los alimentos nunca estaban fácilmente disponibles y cada comida tenía que ser buscada.

Si retrocedemos en el tiempo y repasamos las historias de la infancia de nuestros padres o abuelos, recordaremos que nunca tenían acceso a las sobras de comida. Siempre tenían comidas frescas y sencillas hechas con los ingredientes que encontraban en su entorno. Hasta hace poco, la vida era así.

¿Te has preguntado cómo era la comida antes de que los supermercados o los frigoríficos llegaran? La respuesta al ayuno intermitente está en estas preguntas porque la gente común vivía la vida de "cazador-recolector" en la época en que no había frigoríficos ni supermercados. Vivir como cazador-recolector significaba comer cuando se podía recoger algo. No comían cuando no había comida disponible, pero la especie humana se las arreglaba para sobrevivir.

El cuerpo puede almacenar alimentos en forma de grasa, y cuando no hay combustible adicional en forma de alimentos que se proporcione continuamente, utiliza estas reservas de grasa.

No hay acumulación de peso hasta que el cuerpo comienza a utilizar sus reservas de grasa. Además, el hombre primitivo no acumulaba peso porque tenía que cazar primero para cada comida porque, recordemos, no había refrigerador, lo que significaba mucha actividad física porque no había un supermercado cercano donde pudiera ir a comprar alimentos.

La evolución humana ha sido alterada por la innovación y la tecnología. La industria alimentaria experimentó un cambio radical como resultado de la industrialización. Durante la industrialización, las fábricas comenzaron an expandirse, lo que llevó al concepto de producción masiva de alimentos. La producción masiva de alimentos provocó que los mercados estuvieran siempre llenos de alimentos. El término "hambre" comenzó a disminuir gradualmente. Finalmente, la humanidad descubrió cómo cultivar alimentos con o sin precipitaciones. Todo esto alteró la manera en que las personas ven y consumen los alimentos.

El cuerpo humano pasó del modo "ser alimentado" al "modo ayuno" y utilizó la grasa conservada porque no tenía acceso an alimentos constantemente.

¿No estás sorprendido? ¿Cuál es el significado de "modo de ayuno" y "modo de alimentación"? Casi parece que tu cuerpo es una máquina con múltiples funciones.

Alimentarse constantemente significa comer cada pocas horas. Durante los últimos años, este tipo de estilo de vida ha estado en boga, animando a las personas a comer pequeñas comidas cada pocas horas. Tu cuerpo está en el modo "alimentado" si comes con frecuencia.

El término "modo de ayuno" se refiere an un estado en el que una persona ha dejado de comer y no ha consumido nada durante un período de tiempo. Hoy en día, la única vez que alguien entra en modo de ayuno es mientras duerme.

Por lo tanto, el hombre ha pasado de ser un cazador-recolector an una etapa en la que está constantemente alimentado. El cuerpo absorbe, digiere y asimila todos los nutrientes de la comida mientras está en modo alimentado. Debido a que está constantemente trabajando para digerir la comida, no quema ninguna energía o grasa en este estado. Debido a que depende de los nutrientes que se le suministran para obtener la energía necesaria para funcionar, no quema ninguna grasa.

La pérdida de peso no ocurre porque el cuerpo no quema grasa durante un estado de alimentación. Solo cuando el cuerpo no consume alimentos y entra en modo de ayuno, perderá peso. La pérdida de peso ocurre una vez que el cuerpo entra en el modo de ayuno y comienza a utilizar las reservas de grasa que ha almacenado. El cuerpo quema sus reservas de grasa durante el estado de ayuno para obtener energía para su funcionamiento.

El ayuno intermitente no es una dieta; es una forma de vida. Antes de la revolución industrial y la aparición de los supermercados, era la única forma de vida que los humanos conocían. Los avances tecnológicos han permitido que las plantas crezcan en todas las estaciones, en todas las formas y tamaños. La proliferación de mercados en línea ha permitido comprar cualquier alimento con un clic y sin salir de casa, y la tecnología ha permitido almacenar alimentos durante meses.

Sin embargo, todo esto ha resultado en importantes problemas de salud. A pesar de que la evolución tecnológica ha tenido lugar de manera agresiva, la evolución biológica no ha tenido lugar y, lamentablemente, la humanidad no ha sido capaz de adaptarse a los avances tecnológicos.

La gente suele confundir "ayuno" con "inanición". En contra de la creencia popular, el ayuno y la inanición son conceptos muy diferentes. El ayuno es una decisión consciente de saltarse las comidas y no comer, incluso si hay alimentos disponibles. Cuando se quiere comer pero no se puede porque no hay alimentos disponibles y no se sabe cuándo estará disponible la próxima comida, se llama inanición involuntaria. El ayuno y, eventualmente, el banquete, permiten comer solo durante un período de tiempo determinado del día y no comer durante un período de tiempo más extenso.

La humanidad primitiva experimentó períodos de ayuno e inanición. Mientras que se ha leído sobre la inanición que lleva a la muerte, el ayuno consciente nunca ha matado an un ser humano. En un ayuno, la comida está disponible y el cerebro lo reconoce. Como resultado, no hay miedo ni inseguridad porque se sabe que la próxima comida está a mano.

Siglos después, este concepto se envasa y se vende a millones de personas como "ayuno intermitente".

El concepto fundamental del ayuno intermitente es cambiar el estado del cuerpo del "modo de alimentación" al "modo de ayuno" y mantener el modo de ayuno de 8 a 16 horas.

Durante una ventana breve del día, la persona comería "intermitentemente" y "ayunaría". El ayuno intermitente no es una dieta porque comes. Es un estilo de vida saludable, no una dieta de hambre. Es un estilo de vida que podría seguir durante toda su vida.

La palabra "ayuno" es crucial a tener en cuenta. Este libro brindará una explicación detallada:

¿Qué es el ayuno intermitente?

Las ventajas del ayuno

Metodos de ayuno

Los inconvenientes del ayuno

Para resumirlo, el ayuno intermitente es lo suficientemente simple como para que lo hagas y lo suficientemente importante como para que marque la diferencia.

Cómo Obtener Los Mejores Resultados Del Ayuno Intermitente

¿Estás dispuesto a probar un régimen de ayuno intermitente? Es probable que desee maximizar sus resultados, ya sea que lo estés haciendo para perder peso o para otros beneficios.

Afortunadamente, hay algunas cosas que puedes hacer para que tu régimen de alimentación te beneficie lo máximo posible. Aquí, examinamos algunas formas en que puede acelerar su pérdida de peso.

Ayuno intermitente y ejercicio

Según algunas investigaciones, hacer ejercicio mientras ayunas tiene más beneficios. El metabolismo y la bioquímica muscular se ven afectados. Su sensibilidad a la insulina y niveles de azúcar en la sangre están relacionados con esto. Tu glucógeno (o carbohidratos almacenados) se agota si haces ejercicio mientras ayunas. Por lo tanto, quemarás más grasa.

Come proteínas después del entrenamiento para obtener el mejor resultado. Esto ayudará a desarrollar y mantener tus músculos. También mejorará la recuperación. Dentro de 30 minutos después del entrenamiento de fuerza, debe comer carbohidratos.

Cualquier sesión de ejercicio contemporáneo o de alta intensidad debería estar cerca de la comida. Para mantenerte hidratado, debes beber más agua. Mantener un nivel constante de electrolitos es crucial. El agua de coco puede ayudarlo.

Si haces ejercicio mientras ayunas, puedes sentirte mareado. Toma un descanso si te pasa esto. Es fundamental prestar atención a su cuerpo. Es posible que el ejercicio suave como pilates, yoga o caminar sea mejor si haces un ayuno más largo. Ayudarán a quemar grasa sin causar dolor.

Elegir el régimen que funciona mejor para ti

Debe elegir el régimen adecuado para maximizar los resultados de su ayuno intermitente. Hay varios tipos de dietas de ayuno intermitente, como has visto. No todos son apropiados para todas las personas. Tienes que encontrar uno que se adapte a tu estilo de vida y que sea fácil de usar.

Cuando eliges el régimen adecuado, lo mantendrás por mucho tiempo. Por lo tanto, aquí hay algunas preguntas que debe responder para tomar una decisión inteligente.

¿Ya estás consumiendo alimentos saludables?

Si actualmente está siguiendo una dieta estadounidense estándar, será más difícil mantener un ayuno. Esto se debe a su alto contenido de carbohidratos, azúcares y adicción. Los síntomas de la abstinencia del azúcar se manifestarán si saltas directamente al ayuno extremo. Esto dificulta seguir tu nueva dieta.

Comienza con una pequeña ventana de ayuno si consumes regularmente alimentos procesados. Mientras tanto, elimina el azúcar de su dieta y comienza a comer de manera más saludable. Introduce alimentos integrales en tu dieta y deje de comer bocadillos. Si es necesario, puede aumentar la ventana de ayuno. Por otro lado, puede comenzar con una ventana de ayuno más larga si ya come saludablemente.

¿Es posible no comer durante largos períodos de tiempo?

El ayuno se puede mantener durante todo un día para algunas personas. Algunos pueden manejar solo unas horas. Es posible que tenga que probar. Concéntrate en cómo te sientes después del ayuno. Si tiene dificultades para ayunar durante largos períodos de tiempo, utilice un método como el 5:2 o 16:8. Puede optar por un ayuno de 36 horas de inmediato si te resulta fácil.

¿Cómo está el horario?

Si estás ocupado y distraído, es más fácil ayunar sin pensar en comida. Probablemente te sientas menos hambriento si ayunas en el trabajo o mientras trabajas en algo. Puede terminar su ventana de ayuno inmediatamente después de hacer ejercicio si hace ejercicio.

Si respondes an estas preguntas, estarás en la mejor posición para elegir el régimen que mejor se adapte a tus preferencias y vida. Esto brindará la mejor oportunidad para lograr su objetivo.

Agregando la dieta keto

Según algunos expertos, perderás más peso si combinas el ayuno intermitente con la dieta Keto. Por lo tanto, ¿qué significa esto?

La dieta cetogénica, también conocida como dieta keto, es una dieta en la que la mayoría de las calorías provienen de grasas saludables. Las proteínas proporcionan el resto de las calorías. En esta dieta, se consumen muy pocos carbohidratos.

Esta dieta alta en grasas y baja en carbohidratos alienta a su cuerpo a quemar grasa en lugar de azúcares para producir energía. El hígado descompone la grasa si tu cuerpo no consume suficientes carbohidratos para llevar a cabo las actividades cotidianas. Producen cetonas, que se utilizan como combustible energético. El proceso se llama cetosis. El nombre "Keto" proviene de esto.

Las dietas keto tienen muchos beneficios, como el ayuno intermitente. Pueden mejorar la función cerebral, reducir el azúcar en la sangre y promover la pérdida de peso. Muchas personas afirman que reduce la diabetes y la obesidad.

Aumentarás la cantidad de tiempo que estás en cetosis si combinas la dieta Keto con AI. Esto puede aumentar tu energía, reducir tu hambre y acelerar tu pérdida de peso.

¿Qué Es El Ayuno Intermitente Y Cómo Funciona?

El Mito de la Pérdida de Grasa

Para comprender la ciencia del ayuno intermitente, es esencial comprender las razones por las que la mayoría de las estrategias de pérdida de peso no funcionan. La idea popular de la pérdida de grasa es que si consume menos calorías de las que quema, su cuerpo no tendrá otra opción que quemar las reservas de grasa para manejar el déficit. Esta idea es correcta, pero está mal entendida.

Su cuerpo es una máquina extremadamente compleja que ha evolucionado a lo largo de muchos siglos y ha dominado el arte de la supervivencia. La grasa en su cuerpo no es una carga, sino un recurso. Su cuerpo almacena la grasa para que pueda usarla cuando sea necesaria. Esto significa que si tiene una crisis de energía severa y deja de recibir energía del exterior, utilizará estas reservas de grasa para mantener el cuerpo en funcionamiento durante el mayor tiempo posible. Su cuerpo puede determinar que necesita usar las reservas de grasa para los ciclos de abundancia y escasez; por lo tanto, solo usará la grasa cuando realmente sienta que sus suministros de energía se han agotado.

El problema con la mayoría de las dietas es que recomiendan hacer pequeñas comidas an intervalos regulares, con intervalos de 3-4 horas entre cada comida, lo que significa que idealmente puede tener 5-6 comidas al día.

El orden normal de las comidas es el siguiente:

Siempre que comemos algo, nuestro cuerpo comienza a procesar y convertir la comida en energía. Esta energía luego se libera al torrente sanguíneo en forma de glucosa, que las células de su cuerpo pueden utilizar como energía. Por lo tanto, cada comida, aunque de manera insignificante, le está dando a su cuerpo un suministro de energía listo. La primera parte del problema es que las comidas frecuentes siguen dando energía al cuerpo, lo que impide quemar la grasa acumulada.

Aunque las células de su cuerpo pueden usar esta glucemia directamente, no pueden absorberla. Para facilitar la absorción, su páncreas libera una hormona llamada insulina. La insulina cumple varias funciones importantes, pero también es la principal hormona de almacenamiento de grasa en su cuerpo. Además, ayuda a las células an absorber la energía, se adhiere a las células y les permite absorber la glucosa. Esto significa que la insulina es responsable de todo el almacenamiento de grasa del cuerpo. Si la insulina está presente en la sangre, su cuerpo permanecerá en modo de almacenamiento de grasa y no quemará grasa. Esta es la segunda parte del problema.

Solo cuando no hay insulina en su sangre, su cuerpo puede quemar grasa. Su cuerpo libera insulina cada vez que consume algún alimento para absorber azúcar en sangre porque altos niveles de esta pueden ser fatales para el funcionamiento de su cuerpo. Tardará entre ocho y doce horas para que los niveles de insulina disminuyan, pero si sigue comiendo después de algunas horas, sus niveles de glucemia nunca bajarán y, por lo tanto, nunca habrá quema de grasa.

No perderá peso si come con frecuencia, sin importar el nivel de restricción calórica que siga. Por otro lado, su cuerpo puede no recibir suficientes macronutrientes y vitaminas y minerales para satisfacer sus necesidades, lo que puede resultar en un déficit de nutrientes.

La mayoría de las personas que siguen una dieta de restricción de calorías comienzan a perder peso. Pero esa pérdida de peso es temporal porque su cuerpo pierde agua cuando no recibe suficientes calorías y macronutrientes. Tan pronto como regrese an una dieta normal, el peso en agua regresará, incluso puede que gane algo de peso debido a los atracones de comida que ocurren después de estas dietas.

Aclaración sobre la Ingesta de Calorías Bajas

El cuerpo es una máquina increíble, como se dijo anteriormente. Debido a la evolución de miles de años, cuando el cuerpo comienza a reducir las calorías que consume, no comenzará a quemar los depósitos de grasa, sino que reducirá sus necesidades energéticas. Esta es una de las principales razones por las que las personas que están a dieta se sienten lentas, aletargadas y sin energía. Cualquier tipo de restricción calórica crea un deficit energético pero sigue suministrando pequeñas subidas de energía, ya que el cuerpo reduce su necesidad metabólica para compensar la deficiencia de energía. La hormona de almacenamiento de energía está siempre presente en su cuerpo, por lo que no es una situación crítica; es un juego en el que no puede ganar a su cuerpo, por lo que la restricción calórica por sí sola no funcionará.

¿Qué es el Ayuno Intermitente?

Las ventanas de ayuno más largas ayudan a reducir los niveles de insulina en la sangre, y esto es lo más importante, permanecer en estado de ayuno por al menos 14 horas de una vez. Los niveles de insulina disminuyen de 5 a 6 horas después de consumir la última comida y están muy bajos de 8 a 12 horas. Sin embargo, su cuerpo necesita un suministro regular de energía para realizar varias funciones. La producción de hormonas que queman grasa aumenta en el cuerpo cuando la insulina, la hormona que almacena la grasa, baja en la sangre. Estas hormonas ayudan al cuerpo a quemar la grasa acumulada para mantener el deficit energético, lo que lleva a la quema de grasa.

Es fundamental comprender que el cuerpo no acumulará y quemará grasa corporal al mismo tiempo porque ambos procesos son contradictorios. Si su cuerpo recibe un suministro regular de energía, no quemará la grasa acumulada hasta que "haya escasez". El ayuno intermitente diario no es exactamente lo que necesita, ya que crea un déficit de energía en su cuerpo cuando está en una posición de quema de grasa, facilita la producción de hormonas de quema de grasa y hace que el cuerpo queme células grasas para satisfacer sus necesidades energéticas.

Las comidas frecuentes causan un gran problema porque aumentan los niveles de insulina en la sangre, lo que es perjudicial para la salud y conduce an una resistencia a la insulina, lo que abre una caja de Pandora en términos de problemas de salud. No solo seguirá acumulando grasa en exceso, sino que también enfrentará otros problemas como colesterol alto, hipertensión arterial y una multitud de otros problemas, lo que conduce an una desigualdad de nutrientes

Las mujeres obesas enfrentan desafíos al llevar a cabo sus actividades del día a día y su autoestima disminuye porque la obesidad es un problema grave que acarrea varios otros problemas. Las mujeres han demostrado que el ayuno intermitente es una rutina que les ayuda a perder peso más rápido que los hombres, se sentirán más saludables y activas, perderán peso pero aumentarán su fuerza corporal.

Los Principales Mitos Sobre la Pérdida de Peso

Las personas tienen una idea errónea de que perder peso significa perder peso; un menor peso corporal no significa un cuerpo sano, y incluso si su peso disminuye, puede que solo sea una pérdida de líquidos en lugar de grasa. La mayoría de las personas que siguen dietas pueden notar que la pérdida de grasa real solo puede ocurrir al reducir el tamaño del abdomen. Aunque su peso pueda disminuir, su cintura permanecerá igual, ya que la grasa abdominal es resistente y difícil de quemar, y solo disminuirá cuando la quema de grasa realmente ocurre.

El ayuno intermitente aumenta la grasa abdominal. El ayuno intermitente reduce significativamente su cintura, pero no su peso. Esto es porque el ayuno intermitente no solo ayuda a quemar grasa, sino también a construir músculos. Los niveles de insulina en su cuerpo disminuyen significativamente cuando ayuna durante muchas horas, lo que ayuda a producir otras hormonas que metabolizan la grasa, como la hormona del crecimiento y la adrenalina. Estas hormonas impulsan la construcción de músculo y la pérdida de grasa, lo que hace que la masa muscular sea más pesada y compacta. Por lo tanto, aunque se vea más estilizada, su peso puede permanecer sin cambios. Por lo tanto, no se debe preocupar mucho por su peso en la balanza y concentrarse en las medidas de su cintura.

El ayuno intermitente tiene efectos fisiológicos y sicológicos diferentes en la salud. Los beneficios del ayuno intermitente para su salud se discutirán en los capítulos siguientes.

Las Técnicas Más Efectivas De Ayuno Intermitente Para Mujeres

Entonces, ¿qué es exactamente un plan de ayuno intermitente relajado?

Una vez más, estamos tratando con un área gris porque hay poca investigación sobre el ayuno intermitente. Además, las opiniones suelen variar según el sitio que visite o el médico que consulte.

Para las mujeres, las normas generales para el ayuno intermitente son:

No ayune por más de 24 horas al mismo tiempo. Idealmente, ayuno de 12 a 16 horas. Durante las primeras dos o tres semanas de un ayuno, no ayune tres días seguidos (por ejemplo, si hace un ayuno de 16 horas, hágalo tres días a la semana en lugar de siete). Durante el ayuno, beba abundantes líquidos (agua y té de hierbas). En los días de ayuno, solo haga ejercicio ligero como yoga, caminar, trotar y estiramientos suaves.

Alternativas de ayuno intermitente

?? Metodología Crescendo

Una de las mejores formas de facilitar el ayuno intermitente es el Método Crescendo, que no altera el cuerpo ni afecta las hormonas. No es necesario que ayude todos los días; es suficiente ayudar unos pocos días por semana, distribuidos durante toda la semana. Los lunes, miércoles y viernes, por ejemplo.

Ventana de ayuno: 12:00 a 16:00

Ventana de alimentación: de ocho a doce horas.

Sí, seguro para mujeres.

?? Metodología 16/8

El método 16/8, también conocido como "método leangains", es otra breve rutina de ayuno intermitente que se usa específicamente para aumentar la masa muscular magra y reducir la grasa corporal.

La ventana del desayuno es de 16 horas.

Ventana de comida: 8:00

Sí, seguro para mujeres.

?? Protocolo "Come-Stop-Eat" de 24 horas

El protocolo de 24 horas, también conocido como "comer-parar-comer", exige que haga un ayuno de 24 horas, una o dos veces por semana. Puede decidir cuándo comenzar an ayunar. Algunas personas prefieren ayunar de ocho de la tarde a ocho de la noche al día siguiente, o comenzar su ayuno después del desayuno.

La ventana de ayuno es de 24 horas.

Restaurante: 0

Seguro para las mujeres: Sí, hasta dos veces por semana.

Son los tres métodos de ayuno intermitente más populares. En total, hay 7 métodos de ayuno intermitente que están explicados y detallados a fondo en el libro "Los 7 métodos de ayuno intermitente".

5. El ciclo menstrual y el ayuno intermitente

Además, hay preocupaciones sobre si se puede ayunar mientras está embarazada. Pero cuando está menstruando, no es necesario evitar un ayuno intermitente.

El estrés aumenta la semana previa a su período. Esto se debe an una disminución significativa de sus niveles de estrógeno, lo que también aumenta su sensibilidad al cortisol, la principal hormona del estrés.

Y el estrés adicional, como el ayuno intermitente, puede tener un impacto negativo en su cuerpo porque las mujeres son más susceptibles a los factores estresantes externos.

Aunque eso no implica que deba evitar el ayuno intermitente por completo durante la menopausia, es probable que sea una buena idea disminuir su frecuencia.

Si normalmente comes a las 16:00, es posible que desee reducir tu ventana de ayuno a 12 horas por semana. Luego, desde el día 0 del ciclo hasta el día 14, hay un poco de luz verde para trabajar un poco más duro en el ayuno y el entrenamiento.

6. Ayuno intermitente en las mujeres que están en menopausia

Otra preocupación común es la menopausia, uno de los cambios hormonales más importantes en la vida de una mujer. Los niveles de estrógeno y progesterona disminuyen naturalmente a medida que se acerca a los 50 años, la edad promedio cuando comienza la menopausia. Además, pierdes sensibilidad a la insulina.

Estos cambios hormonales pueden hacer que su metabolismo sea más lento, lo que aumenta la probabilidad de que aumente de peso. Además, pueden causar otros síntomas desagradables, como cambios de humor, cansancio, niebla cerebral y estrés psicológico. Esto hace que se cuestione si las mujeres peri y posmenopáusicas deben comenzar an ayunar.

Sin embargo, según Taz Bhatia, MD, un médico certificado por la junta con experiencia en la salud de las mujeres y el equilibrio hormonal, las preocupaciones sobre el ayuno intermitente y la menopausia no son justificadas.

"Si tiene problemas para aumentar de peso, fatiga y/o resistencia a la insulina durante la menopausia, puede intentarlo con las recomendaciones correspondientes", explica Bhatia, quien llama al ayuno intermitente una herramienta ideal para ayudarla a superar la incomodidad de la menopausia.

¿Cuál es el propósito del ayuno intermitente?

El término "ayuno intermitente" (AI) se refiere a los patrones de alimentación dietética que implican restringir significativamente la cantidad de calorías consumidas o no comer durante un período prolongado de tiempo.

Hay muchos subgrupos de ayuno intermitente, cada uno con su propio tiempo de ayuno, algunos por horas, otros por día.

Debido a todos los beneficios potenciales que se están descubriendo para la forma física y la salud, este se ha convertido en un tema muy popular entre los científicos.

¿Qué es el ayuno interactivo?

Durante siglos, el ayuno, también conocido como períodos de abstinencia voluntaria de alimentos, se ha practicado en todo el mundo. El ayuno intermitente para mejorar la salud es algo nuevo.

El ayuno intermitente no cambia los alimentos que está comiendo, sino que limita la ingesta de alimentos durante un período de tiempo determinado. En la actualidad, los protocolos AI más frecuentes incluyen un ayuno diario de 16 horas y un ayuno completo durante un día, uno o dos días por semana.

El ayuno intermitente, un patrón de alimentación natural, se remonta a los cazadores-recolectores paleolíticos.

El modelo actual de un programa planificado de ayuno intermitente podría mejorar la composición corporal, la longevidad y el envejecimiento, entre otros aspectos de la salud.

Aunque la inteligencia artificial va en contra de las normas de nuestra cultura y la rutina diaria común, la ciencia puede estar apuntando an una menor frecuencia de comidas y más tiempo en ayunas como la alternativa óptima.

Aquí hay dos creencias comunes sobre el ayuno intermitente.

Mito 1: Debe comer tres comidas al día: esta "regla" común en la sociedad occidental no se desarrolló con base en evidencia para mejorar la salud, sino que se adoptó como un patrón común para los colonos y finalmente se convirtió en la norma.

No solo el modelo de tres comidas al día carece de justificación científica, sino que estudios recientes pueden estar demostrando que menos comidas y más ayunos pueden ser beneficiosos para la salud humana.

Según un estudio, una sola comida al día con la misma cantidad de calorías diarias es más efectiva para perder peso y mejorar la composición corporal que tres comidas diarias.

Este descubrimiento es una idea fundamental que se puede aplicar al ayuno intermitente, y aquellos que deciden hacer AI pueden encontrar que es mejor comer solo 1-2 comidas por día.

Mito 2: Necesita un desayuno, es la comida más importante del día: hay muchas afirmaciones falsas sobre que un desayuno diario es absolutamente necesario.

El desayuno aumenta el metabolismo y reduce la ingesta de alimentos más tarde en el día son las afirmaciones más comunes.

Durante 16 semanas, estas afirmaciones se han refutado y estudiado. Los hallazgos muestran que saltarse el desayuno no redujo el metabolismo ni aumentó la ingesta de alimentos en el almuerzo y la cena.

Es posible establecer protocolos de ayuno intermitente mientras todavía se desayuna, pero es posible que a algunas personas les resulte más fácil tomar un desayuno más tarde o omitirlo por completo, y esta creencia común no debería ser un obstáculo.

Varios tipos de ayuno intermitente incluyen:

Varias formas de ayuno intermitente existen y cada una tiene sus propias ventajas. Cada tipo de ayuno intermitente tiene una proporción diferente de alimentos a comer.

Los beneficios y la eficacia de cada uno de estos diferentes protocolos pueden variar según el individuo, por lo que es crucial identificar cuál es el mejor para usted.

Los objetivos de salud, el horario/rutina diaria y el estado de salud actual pueden influir en cuál elegir.

El ayuno modificado, el ayuno con restricción de tiempo y el ayuno de días alternos son los tipos más comunes de AI.

1. Ayuno diario alternativo:

Este método implica días alternos en los que no consumas nada (comida o bebida) y días en los que puedes comer lo que quieras.

Este plan ha demostrado ser útil para perder peso, aumentar los niveles de colesterol y triglicéridos (grasas) en la sangre y mejorar los marcadores de inflamación.

La principal desventaja de este tipo de ayuno intermitente es que es más difícil de seguir debido al hambre reportado durante los días de ayuno.

2. AYUNO MODIFICADO - DIETA 5: 2 2. AYUNO MODIFICADO

El protocolo de ayuno modificado tiene días de ayuno programados, pero permite una cierta ingesta de alimentos.

Se le permite comer entre el 20 y el 25 por ciento de las calorías normales durante un día de ayuno. Por ejemplo, si normalmente consume 2000 calorías durante un día normal de alimentación, se le permitirá comer entre 400 y 500 calorías durante un día de ayuno.

La parte 5: 2 de esta dieta habla sobre la proporción de días sin ayuno a días con ayuno. Por lo tanto, seguiría esta dieta durante cinco días seguidos antes de ayunar o reducir su consumo de calorías al 20 al 25 por ciento durante dos días seguidos.

Este protocolo es excelente para la pérdida de peso, la composición corporal y la regulación del azúcar, los lípidos y la inflamación.

Los estudios han demostrado que el protocolo 5:2 es efectivo para la pérdida de peso, mejora o reduce los marcadores de inflamación en la sangre (3) y indica signos de mejora en la resistencia a la insulina.

En estudios con animales, esta dieta 5:2 en ayunas modificada resultó en una disminución de la grasa, una disminución de las hormonas del hambre (leptina) y un aumento de los niveles de una proteína responsable de la regulación del azúcar en la sangre y la quema de grasa (adiponectina).

El protocolo de ayuno 5: 2 modificado es simple de seguir y tiene pocos efectos secundarios negativos, como hambre, falta de energía y irritabilidad al comenzar el programa.

Sin embargo, los estudios también han observado mejoras, como menos tensión, menos enojo, menos cansancio, mejor autoestima y un estado de ánimo más positivo.

3. ALIMENTACIÓN CON RESTRICIONES DE TIEMPO: Si conoce a alguien que dice que hace un ayuno intermitente, es probable que sea una dieta con restricciones de tiempo.

Este tipo de ayuno intermitente se usa a diario y solo implica consumir calorías durante una parte del día y ayunar durante el resto.

En una dieta limitada en el tiempo, los intervalos de ayuno diarios pueden ir de 12 a 20 horas, pero el método más popular es 16/8 (ayuno durante 16 horas, consumo de calorías por 8).

Siempre que esté en ayunas durante un período de tiempo consecutivo y solo coma durante el período de tiempo permitido, la hora del día no importa para este protocolo.

Por ejemplo, en un programa de alimentación con restricciones de tiempo del 16/8, una persona puede comer su primera comida a las 7 a.m. y la última comida a las 3 p.m. (rápido de 3 p.m. a 7 a.m.), mientras que otra persona puede comer su primera comida a las 1 p.m. y la última comida a las 9 p.m. (rápido de 9 p.m. a 1

Uno de los métodos más fáciles de seguir para el ayuno intermitente es la alimentación restringida en el tiempo. Su función metabólica puede mejorar usando esto junto con un horario diario de trabajo y sueño.

La alimentación con restricción de tiempo es un buen plan para perder peso y mejorar la composición corporal, así como otros beneficios para la salud general.

Sin cambios en la tensión percibida, la depresión, el enojo, el cansancio o la confusión, los pocos ensayos en humanos notaron reducciones significativas en el peso, reducciones en la glucosa en sangre en ayunas y mejoras en el colesterol.

Una alimentación con restricción de tiempo protege contra la obesidad, los altos niveles de insulina, la enfermedad del hígado graso y la inflamación, según algunos otros resultados preliminares de estudios en animales.

La alimentación restringida en el tiempo puede convertirse en una excelente opción para la pérdida de peso y la prevención/manejo de enfermedades crónicas.

Puede ser beneficioso implementar este protocolo comenzando con una proporción más baja de ayuno a comer, como 12/12 horas, y luego aumentar hasta 16/8 horas.

Una pregunta común sobre el ayuno intermitente es la siguiente:

¿Puedo comer algo durante el ayuno intermitente? No debe comer ni beber nada con calorías a menos que esté siguiendo la dieta 5:2 en ayunas modificada (mencionada anteriormente).

Durante un ayuno, se puede comer agua, café negro y cualquier alimento o bebida sin calorías. De hecho, beber café negro mientras se ayuna puede reducir el hambre, y la ingesta adecuada de agua es esencial durante la FI.

¿Es realmente necesario un plan de alimentación intermitente?

En los últimos años, "EL AYUNO INTERMITENTE" es una nueva forma de perder peso y cambios en el metabolismo.

Se están realizando cada vez más investigaciones científicas que demuestran los grandes beneficios de suspender completamente la ingesta de energía durante algunas horas o días en lugar de seguir una dieta diaria.

Un estudio ha demostrado que el ayuno intermitente reduce la inflamación. Es bien conocido que en la actualidad el mundo está experimentando una sobrealimentación debido a la gran cantidad de anuncios que promueven cualquier tipo de comida perjudicial.

La gente está consumiendo demasiado a cualquier hora y, en muchas ocasiones, cosas que no son saludables para su cuerpo. El exceso de alimentos inflama nuestro cuerpo, lo que obviamente conduce an enfermedades como la diabetes, el síndrome metabólico y otras enfermedades cardiovasculares.

Las células encargadas de producir inflamación en nuestro cuerpo son los monocitos. Hasta ahora, se había encontrado una correlación entre la restricción calórica y la mejora de enfermedades inflamatorias y autoinmunes, pero se desconocían los mecanismos involucrados.

El nuevo estudio explica cómo el ayuno intermitente disminuye significativamente tanto la cantidad de monocitos circulantes como la actividad metabólica de estos. Por lo tanto, no dificulta la mobilización de monocitos de emergencia en casos de inflamación infecciosa aguda y reparación de tejidos.

Estos efectos demuestran la conexión entre los hábitos alimenticios y las enfermedades inflamatorias, lo que hace que el ayuno intermitente sea beneficioso.

Diversas investigaciones también confirman la pérdida de peso, la reducción del colesterol y triglicéridos (un tema muy recurrente en la actualidad), así como la reducción de la presión arterial con el ayuno intermitente. Además, demuestran que son seguros y que no tienen efectos secundarios negativos.

Varios tipos de rutinas intermitentes

Es posible comenzar un programa de ayuno intermitente de varias maneras. Los ordenaremos del más simple al más complejo.

Es recomendable comenzar con los más sencillos, es decir, donde se realiza el ayuno por el menor tiempo, y según te vayas adaptando, puedes avanzar al siguiente nivel de complejidad.

Es importante mencionar que las horas de sueño también se consideran horas de ayuno, por lo que es más fácil ayunar la mayor parte del tiempo mientras estamos durmiendo.

Es importante descansar y tratar de dormir las horas adecuadas para un mejor comportamiento de nuestro metabolismo; lo más recomendable y lo que puede ser un parte-aguas en la efectividad del ayuno intermitente es ir poco a poco adelantando la hora de la cena e ir poco a poco retrasando la hora del desayuno.

Ayuda 12/12/12

Dado que son solo 12 horas de ayuno, este tipo de ayuno es el más fácil de lograr. Puede cenar a las 8 de la noche y desayunar a las 8 de la mañana o cenar a las 10 de la mañana y desayunar a las 10 de la mañana. El error que cometen muchas personas es que cenan a las 10 de la noche y desayunan a las 7 de la mañana, lo que equivale a solo 9 horas de ayuno.

Se espera que aumentes las horas de ayuno sin sobrecargar tu cuerpo.

Ayudar 16/8

Hay dos opciones para este tipo de ayuno:

Cena un poco antes y desayuno un poco más tarde. Por ejemplo, desayuna a las

11 de la mañana y cena a las 7 de la tarde.

En otras palabras, evita comer una sola comida, ya sea el desayuno o la cena. Por ejemplo, elimine el desayuno, por lo que debe cenar a las 10 de la noche y no comer nada hasta las 2 de la tarde.

Mi recomendación es comenzar con el plan de ayuno intermitente como primera opción porque comer durante el día ayuda a regular el ritmo circadiano y la respuesta del metabolismo a la ingesta de las mismas calorías. Comer durante el día es diferente a comer durante la noche.

Su apetito se ajusta mejor an esos horarios, según las experiencias de algunas personas que han realizado este tipo de ayuno. Además, es más fácil mantener el ayuno a media mañana en alguna estación de trabajo con tus compañeros que estar en ayuno y solo poder ver a todos comer.

Asistencia de 24 horas

Solo se consume una comida al día durante el ayuno de 24 horas. Por lo tanto, en realidad tendrías un ayuno el 23 de enero, lo que significa que tendrías 23 horas de ayuno y 1 hora para comer.

En realidad, los ayunos pueden ser de 22 o 25 horas, dependiendo de si te alimentas a la misma hora o adelantas o retrasas tu comida.

Puede hacer tantos ayunos como quieras durante toda la semana, pero lo mejor es hacerlo solo una o dos veces por semana.

Considere que ya obtienes la mayoría de los beneficios del ayuno intermitente en un ayuno de 24 horas, por lo que no valdría la pena prolongar más el ayuno si finalmente obtenemos lo que queremos, que son los beneficios del ayuno intermitente, en solo 24 horas.

Ayuda adicional en días alternos

Se trata de alternar días en los que comes de manera regular con días en los que las calorías están muy limitadas, lo que significa que solo puede consumir entre 500 y 800 calorías al día.

Se recomienda que coma una sola comida en lugar de dividir esas calorías en varias comidas porque son muy pocas. Es un método sencillo para perder grasa porque no es necesario contar calorías los días de no comer nada. Además, aceleras el metabolismo.

Ayuda intermitente según su elección
La mejor parte de esta dieta es que las comidas se adaptan a tu estilo de vida en lugar de a tu dieta. El ayuno intermitente te permite adaptar las comidas a tu

agenda y ritmo personal, a tus trabajos, viajes, etc.

Por lo tanto, llegamos a la conclusión de que comes cuando tienes hambre y cuando tienes tiempo.

Si te sientes agotado en un momento debido a que has consumido una gran cantidad de comida, esto puede ayudarte a no comer más hasta que vuelvas a sentir hambre.

En última instancia, se trata simplemente de volver an escuchar nuestro cuerpo en lugar de seguir los horarios que nos han establecido durante nuestra vida y nuestros antepasados.

Está arraigado en nosotros.

El ayuno ha sido parte de nuestras vidas desde el principio de la existencia humana. El acceso a la comida, que hoy damos por sentado, era extremadamente difícil para nuestros antepasados. Las comidas tenían que "adquirirse", no en una tarde tranquila de compras en el supermercado. Originalmente, los animales tenían que cazarse, o las fuentes de alimentos vegetales debían encontrarse en la naturaleza y recolectarse. Por lo tanto, las personas dependían no solo de lo que tenían a su disposición en temporadas y regiones, sino especialmente del éxito en su búsqueda de alimentos. Era completamente normal no comer durante largos períodos de tiempo porque esto no siempre estaba garantizado. El ayuno fue obligado, no por voluntad propia. Además, situaciones como conflictos bélicos, malas cosechas, epidemias o desastres naturales ponían en peligro la disponibilidad de alimentos. No obstante, desde el punto de vista actual, los eventos han dado lugar al desarrollo de la capacidad de adaptación del cuerpo humano. Durante las fases del ayuno, nuestro cuerpo puede almacenar nutrientes para convertirlos en energía gracias a la evolución, lo que ayuda al mantenimiento de todos nuestros órganos. Como resultado, los humanos siempre han logrado sobrevivir al hambre.

¿No deberíamos alegrarnos de que nuestra salud ha mejorado y que la hambruna ya no nos amenaza? ¿No sería una locura renunciar a la comida voluntariamente? ¿No nos dañaríamos nosotros mismos?

La práctica del ayuno voluntario en una sociedad en la que tenemos comida disponible también se remonta a miles de años, pese a hacernos estas preguntas aparentemente lógicas.

Durante mucho tiempo, los médicos naturalistas han sido ridiculizados por su creencia en los poderes de autocuración del cuerpo activados por los descansos para comer. Actualmente sabemos que nuestro cuerpo usa las fases de hambre para su propio beneficio, más allá de la cantidad de alimentos necesarios para la supervivencia. ¿No es asombroso que hace algún tiempo, sin los medios de investigación actuales, las personas ya pudieran hacer las mismas observaciones que ahora están siendo científicamente verificadas?

Se cree que el ayuno puede combatir y prevenir enfermedades desde el siglo V a.C. El médico griego Hipócrates de Kos, conocido como el padre de la medicina moderna, aconsejó a sus pacientes abstenerse de comer en lugar de tomar medicamentos para aliviar ciertos síntomas. Creía que comer cuando está enfermo solo alimenta la enfermedad. Esto se debe a que en muchas enfermedades se observa una pérdida natural del apetito, por lo que a la mayoría le pareció evidente escuchar la señal del cuerpo y evitar el trabajo digestivo. La regeneración y la curación solo pueden ocurrir de esta manera. Hipócrates afirma que todos tenemos un médico en nosotros; solo debemos dejar que haga su trabajo y confiar en él.

Siempre ha habido médicos excepcionales que han adoptado el concepto del ayuno terapéutico y lo han llevado a cabo con éxito utilizando técnicas especializadas. No obstante, la mayoría de ellas fueron desplazadas por los avances en la creación de medicamentos y, por lo tanto, no eran aceptables en el campo de la medicina convencional.

El ayuno desde el principio se reconoció como una herramienta para lograr el equilibrio y el bienestar mental, además del tratamiento de dolencias fisiológicas. La escuela filosófica griega vio la renuncia deliberada a la comida como un medio para lograr la paz interior. Esto fue atribuido por muchos sabios pioneros, incluidos Platón y Aristóteles, a la mejora de sus habilidades cognitivas. Ellos también elogiaron la moderación en lugar de la abundancia como uno de los secretos para una vida feliz, no solo en el ámbito alimentario sino en muchos más.

¿Cuándo Es Mejor Abstenerse Del Ayuno Intermitente?

El ayuno intermitente se ha demostrado ser un método interesante y efectivo para ayudar a las personas que tienen sobrepeso. Sin embargo, no siempre es bueno seguir la fama de este patrón de alimentación. Y el ayuno intermitente puede ser perjudicial en algunos casos. ¿Cuáles son los casos que estamos discutiendo?

El ayuno intermitente es una atractiva y efectiva estrategia para promover el consumo de grasas y la pérdida de peso, como se ha mencionado en numerosas ocasiones. Sin embargo, aunque es posible que sus efectos no se noten de inmediato, la evidencia científica no ha demostrado que este sistema tenga beneficios a largo plazo.

El ayuno durante 12 o 20 horas seguidas puede disminuir los factores de riesgo de enfermedades cardiovasculares y metabólicas, o incluso revertir algunas de sus consecuencias. Además, se ha encontrado que los practicantes de este patrón padecen menos cáncer y enfermedades neurodegenerativas. Aunque no sabemos exactamente cómo funcionan, probablemente se basa en nuestros ritmos circadianos.

Estos segregan melatonina y una cascada de señales que estimulan nuestro cuerpo para controlar el metabolismo. Desde un punto de vista evolutivo, el ritmo circadiano se adapta mejor al ayuno durante miles de años. Pero debemos tener en cuenta que no todas las personas deben practicar el ayuno intermitente a toda costa antes de comenzar.

¿En qué momentos no es recomendable realizar un ayuno intermitente?

Es evidente que el ayuno intermitente, y el ayuno en general, no ha demostrado ningún problema o daño. Se ha demostrado que tiene una serie de importantes beneficios, incluido el control de la glucosa en sangre, el control de enfermedades cardiovasculares y la prevención del cáncer, como hemos insistido. Sin embargo, es mejor tomar precauciones en los siguientes casos:

Cuando necesitas una cantidad excesiva de energía

No todos los cuerpos tienen el mismo funcionamiento ni requieren la misma cantidad de energía. El ayuno intermitente no es recomendable si necesitamos muchas calorías. ¿A qué circunstancias nos referimos? Por lo general, aquellos que son bajos de peso (con un índice de masa corporal (IMC) por debajo de 18,5)

Esto último es crucial porque el cuerpo crece y consume energía. Por lo tanto, alguien menor de 18 años debe consultar primero an un médico o dietista-nutricionista profesional. También está completamente inapropiado en caso de trastornos alimentarios como la bulimia o la anorexia.

Cuando tenemos dificultades para dormir

El ayuno intermitente puede cambiar muchos de nuestros hábitos, especialmente cuando comienza. Esto incluye nuestro sueño, que puede verse afectado de manera muy desagradable.

El cambio de patrón tiene efectos metabólicos significativos. Evitemos el ayuno intermitente si padecemos insomnio o problemas similares. En última instancia, los beneficios no compensarán los problemas que nos causarán el peor sueño.

Cuando experimentamos estrés y ansiedad...

El ayuno intermitente, al igual que el sueño, es mejor si tenemos estrés o ansiedad. Cambiar nuestro patrón metabólico es costoso a nivel de estado de ánimo, y sufriremos mucho. Nuestro metabolismo, por su parte, aumenta los niveles de hormonas que indican el estado de alerta, lo que nos hace más agresivos y más propensos a la depresión.

Además, estar ansioso puede llevar a comer compulsivamente. Esto es más común de lo que parece. Como se ha mencionado anteriormente, el período de ingesta del ayuno intermitente no es el mismo que el atracón, en el que podemos comer todo lo que queramos y cuanto queramos. La comida debe seguir un patrón adecuado y saludable. En este caso, como en cualquier otro, consumir de manera compulsiva va en contra de la meta final y es posible que el remedio sea peor que la enfermedad.

Cuando se presentan problemas metabólicos

El ayuno intermitente no es recomendable para personas con alto contenido de ácido úrico, síndrome metabólico o incluso diabetes. No es imposible practicar, pero al menos debemos consultar con un especialista para saber qué hacer y cómo hacerlo. De esta manera, podemos evitar problemas importantes y sorpresas desagradables que podrían tener un resultado desastroso.

El ayuno intermitente se debe, aproximadamente, an un cambio metabólico. Cuando estamos acostumbrados a vivir en un ciclo constante de ingesta, nuestro metabolismo se verá obligado an ajustar nuestros niveles de glucosa en sangre, la movilización de grasas, los cambios en la cascada de hormonas y señales. Este proceso complejo podría poner en peligro algunos pasos importantes de nuestra salud. Por lo tanto, lo mejor es informarnos bien y por un especialista antes de iniciar el ayuno si padecemos alguna enfermedad.

Cómo Se Quema Y Almacena La Grasa

El ayuno intermitente ha demostrado ser una herramienta poderosa para perder peso y quemar grasa. Sin embargo, ¿cómo funciona en realidad? Antes de entrar en más detalles sobre cómo funciona el ayuno intermitente, es fundamental conocer algunas partes importantes:

El método por el cual el cuerpo almacena energía

¿Cómo el cuerpo utiliza la energía?

Su hormona en este proceso

No hay término medio: el cuerpo está en un estado de quema o de almacenamiento de energía.

¿Cuál es el significado de esto? El objetivo del ayuno intermitente no es quemar azúcar, sino almacenar glucosa o grasa. ¿Significa esto que debes hacer ejercicio constantemente? No es una buena respuesta. El ejercicio representa solo el diez a quince por ciento de la ecuación de pérdida de peso. Su cuerpo quema energía en varios tipos de ayunos intermitentes. Su cuerpo gasta energía a medida que realiza las funciones necesarias para vivir incluso cuando está parado sin hacer nada. Sin embargo, a pesar de que sus células puedan estar quemando combustible y usando glucosa, cualquier exceso se almacenará en el almacenamiento. Esto se consideraría un estado de almacenamiento.

¡Esperar! En los ayunos intermitentes, o guardamos azúcar o lo quemamos, por lo que se supone que menos comida y más ejercicio equivalen a perder peso. ¿No parece simple? Ayuno intermitente, si estás leyendo esto, probablemente ya haya intentado este método anteriormente. O vio los resultados al principio solo para que se detuvieran por completo, o lo volvió a poner todo cuando regresó a su rutina habitual de ayuno intermitente.

Entonces, ¿cómo puedo perder peso? Para mejorar la imagen, debemos comprender dos principios:

Cómo se almacena, quema o utiliza la glucosa (azúcar).

Nuestras hormonas y su papel en este proceso

¿De qué manera se almacena la energía?

El glucógeno y la grasa son las dos formas en que el cuerpo puede almacenar energía.

A través de la digestión, los alimentos se descomponen en una variedad de macronutrientes en ayunas intermitentes. Estos macronutrientes se absorben en el torrente sanguíneo y se transportan a nuestras células por todo el cuerpo para realizar una variedad de funciones. Los carbohidratos se descomponen en glucosa, o azúcar, y luego son transportados a las células para que los utilicen como energía. Sin embargo, durante el ayuno intermitente, el torrente sanguíneo contiene una cantidad excesiva de glucosa, lo que se almacena como glucógeno a través de un proceso conocido como glucogénesis. El cuerpo solo puede almacenar una cantidad tan pequeña de glucógeno. Cualquier exceso de glucosa se almacena como grasa a través de la lipogénesis una vez que estas reservas están llenas.

¿Cómo se consume energía?

La glucogenólisis es la conversión del glucógeno en glucosa cuando las células necesitan más energía del torrente sanguíneo (bajo nivel de azúcar en la sangre). A medida que nuestras reservas de glucógeno se agotan gradualmente, nuestros niveles de azúcar en la sangre vuelven a la normalidad. Cuando estas reservas se agotan, la grasa se descompone para obtener energía a través de la lipólisis. ¡Wahoo, ahora estamos quemando grasa!

Resumen

Como resultado de un alto nivel de azúcar en la sangre, el exceso de glucosa se convertirá en glucógeno para su almacenamiento.

Una vez que se llenen las reservas de glucógeno, la glucosa sobrante se convertirá en grasa para su almacenamiento.

El glucógeno se convertirá nuevamente en glucosa y se agregará al torrente sanguíneo cuando disminuyan los niveles de azúcar en la sangre.

La grasa se descompone y se libera en el torrente sanguíneo para obtener energía cuando se vacían las reservas de glucógeno.

Ahora que sabes un poco cómo y por qué el cuerpo almacena y usa energía, veremos algunas hormonas esenciales que controlan este proceso.

De Ayuno Intermitente

Existe una variedad de enfoques para llevar a cabo el ayuno intermitente, según la línea de salud 3. A continuación, les comentaré sobre los cinco métodos más utilizados. Si desea comenzar el ayuno intermitente, es crucial que lea cuidadosamente estos métodos para determinar cuál es el mejor para usted y su estilo de vida. No hay una estrategia superior.

1. El método de Leangains

El método de Leangains consiste en ayunar de 14 a 16 horas todos los días y restringir su "ventana para comer" de 8 a 10 horas cada día.

Puede comer en dos, tres o más comidas dentro de la ventana de comer.

Martin Berkhan, un experto en acondicionamiento físico, popularizó este método, que también se conoce como el Método Leangains.

Hacer este método de ayuno puede ser tan simple como saltarse el desayuno y no comer nada después de la cena.

Por ejemplo, si termina su última comida a las 8 pm y luego no come hasta las 12 del mediodía del día siguiente, está técnicamente ayunando durante 16 horas entre las comidas.

En general, se recomienda que las mujeres solo ayunen de 14 a 15 horas, ya que los ayunos un poco más cortos parecen funcionar mejor.

Al principio, puede ser difícil acostumbrarse an este método para las personas que tienen hambre en la mañana y les gusta desayunar. Sin embargo, muchos salteadores de desayuno lo hacen naturalmente.

Durante el ayuno, puede reducir su hambre tomando agua, café y otras bebidas no calóricas.

Durante su ventana de comer, es fundamental comer principalmente alimentos saludables. Si consume una cantidad excesiva de calorías o comida chatarra, esto no funcionará.

Para mí, esta es la forma más "natural" de hacer un ayuno intermitente.

Puede seguir una dieta reducida en carbohidratos, como la dieta cetogénica o incluso la paleolítica, por ejemplo.

Método 5

El inglés Michael Mosley popularizó este método conocido como "La Dieta Rápida". La dieta 5:2 se conoce porque cinco días de la semana son días normales de alimentación, mientras que los otros dos limitan las calorías a 500-600 calorías por día.

Se recomienda que las mujeres consuman 500 calorías y los hombres 600 calorías durante los días de ayuno.

Por ejemplo, puede comer normalmente todos los días, excepto los lunes y los jueves, cuando come dos comidas pequeñas (250 calorías para las mujeres y 300 calorías para los hombres).

3. El método Comer-Parar-Comer

El programa Eat-Stop-Eat exige un ayuno de 24 horas, una o dos veces por semana.

El experto en acondicionamiento físico Brad Pilon popularizó esta técnica, que ha sido muy popular durante algunos años.

Ayuno de una cena un día antes de la siguiente equivale an un período de 24 horas.

Por ejemplo, si termina la cena el lunes a las 7 pm y no come hasta las 7 pm del día siguiente, ha completado un ayuno completo de 24 horas.

Además, tiene la opción de ayunar desde el almuerzo hasta el almuerzo o desde el desayuno hasta el almuerzo. El resultado es idéntico al final.

Durante el ayuno, se permiten bebidas no calóricas como agua y café, pero no alimentos sólidos.

Es fundamental que coma regularmente durante los períodos de alimentación si está haciendo esto para perder peso. Come la misma cantidad de comida como si no hubiera estado ayunando.

El problema con este método es que un ayuno completo de 24 horas puede ser bastante difícil para muchos.

En síntesis:

1 o 2 veces por semana absténgase de comer durante 24 horas.

Comienza el ayuno por la mañana, por el mediodía o por la cena. No importa cuando, lo importante es no comer nada durante un día.

Coma con moderación después de las 24 horas.

El enfoque de días alternativos

El principio fundamental de este método es que ayuna un día y luego come el día siguiente. "The Every Other Day Diet" del Dr. Kista Varady es la dieta más popular de este método.

El ayuno en días alternos es mucho más sencillo para muchas personas que la restricción calórica diaria.

La versión más popular permite consumir hasta 500 calorías por día.

El enfoque del guerrero

Ori Hofmekler, un experto en fitness, popularizó la dieta del guerrero.

Se trata de comer una gran cantidad de frutas y verduras crudas durante el día y luego una pequeña cantidad durante la noche.

En pocas palabras, "ayuna" todo el día y "festeja" por la noche dentro de una ventana para comer durante 4 horas.

Una de las primeras "dietas" populares fue la "dieta del guerrero", que incluía una forma de ayuno intermitente.

Esta dieta enfatiza la ingesta de alimentos completos y sin procesar, similares a los de la dieta paleo.

Simplemente saltarse las comidas de vez en cuando cuando no tenga hambre o esté demasiado ocupado para cocinar y comer es otra opción para el ayuno intermitente. Puede saltearse el almuerzo un día y saltearse el desayuno otro día, etc.

Por lo tanto, salteé el desayuno y solo coma un almuerzo y una cena saludables si algún día realmente no tienes hambre. O si viaja an algún lugar y no encuentra nada que quiera comer, haga ayuno.

Asegúrese de comer solo alimentos saludables en las otras comidas.

La Comprensión Del Ayuno Intermitente

Examinaremos a continuación algunas estrategias de alimentación que nos ayudarán a perder peso y mejorar nuestra salud. Para ayudarlo a comprender mejor los beneficios del ayuno intermitente, este capítulo proporcionará más información. El ayuno es el acto de abstenerse de consumir alimentos y bebidas durante un período de tiempo determinado. El ayuno intermitente (AI) es un método para comer y ayunar. Es una opción muy popular porque no establece la cantidad de alimentos que debes consumir, lo que elimina a muchas personas que siguen dietas especiales o que no aprecian ciertos alimentos. Se concentra más en cuándo comer. El ayuno intermitente significa alternar las horas en las que se puede comer y las horas en las que se necesita estar en ayunas. Naturalmente, la mejor manera de perder peso o mejorar su salud es comer alimentos saludables y nutritivos.

Hay una amplia gama de enfoques para el ayuno intermitente. Todas, sin embargo, dividen su semana o día en tiempos de ayuno y comida. Es posible que le sorprenda saber que la mayoría de las personas ya realizan el ayuno todos los días, incluso mientras dormimos. Esto significa que puede extender el tiempo de ayuno normal. Por ejemplo, puede optar por saltarse el desayuno y comer su primera comida alrededor del almuerzo y su cena alrededor de las 8 de la noche. El ayuno intermitente es un ejemplo de esto. En este método, debe ayunar estrictamente durante 16 horas al día y comer solo durante 8 horas al día. Una de las opciones más populares para el ayuno intermitente es el ayuno de esta manera, también conocido como "el método 16/8". Es más fácil de lo que piensa que está haciendo actualmente, al contrario de lo que piensa. No hace falta planificar mucho y muchas personas que han probado este tipo de dieta dicen que se sienten mejor y con más energía. Al principio, puedes tener algunos problemas para comer, pero tu cuerpo pronto se acostumbrará.

Cuando estás de ayuno, no está permitido comer de ninguna manera, pero puedes beber para mantenerte hidratado. Algunas opciones incluyen agua, té, café y otras bebidas no alcohólicas. La mayoría de las variaciones de este método de ayuno no permiten comer nada durante el ayuno. Está bien tomar una bebida o un suplemento mientras hace este ayuno si le gusta el sabor, siempre que no tenga calorías. El ayuno puede hacerse de varias maneras, sin restricciones y puede incorporarse a su vida de cualquier manera. En este libro examinaremos algunos ejemplos de cómo puede aplicar el concepto a su estilo de vida y lo que tendrá que comer para aprovechar al máximo sus comidas. Vamos an examinar el ayuno intermitente en este momento. Como ya se dijo, el ayuno intermitente no es un plan de alimentación. Es una forma en que las personas han consumido alimentos durante muchos siglos. Puede ser debido a la desesperación del pasado (cuando no había suficiente comida), a la enfermedad o a la religión. Hay muchas religiones que apoyan el ayuno, que demuestra que es posible comer de forma segura y natural. De hecho, hay una gran cantidad de pruebas que sugieren que "matarse de hambre" durante unas horas al día puede tener un impacto significativo en la salud, no solo en el peso. La descomposición de las reservas de glucógeno del cuerpo toma entre seis y ocho horas, luego comienza a quemar grasa. Le resultará más difícil intentar utilizar sus reservas de grasa como combustible si no lo repone con una comida cada 4 o 6 horas. Para animar a su cuerpo a hacer lo que necesita hacer, es esencial darse un descanso para comer.

La historia del ayuno

Pitágoras era uno de los muchos que alababan sus beneficios en los primeros tiempos de Grecia. En el siglo XIV, se llevó a cabo esta práctica por parte de Santa Catalina de Siena, así como por parte de los médicos de la Resurrección, a quienes Paracelso llamó "el médico en". De una manera u otra, el ayuno es una costumbre que se ha llevado a cabo a lo largo de los siglos; se ha afirmado que proporciona rejuvenecimiento espiritual y físico.

El ayuno era obligatorio en los primeros tiempos antes de ir a la guerra o como parte de una ceremonia de mayoría de edad. Era una ceremonia para prevenir desastres como la escasez de alimentos, así como una forma de calmar an una deidad enfadada. El ayuno es una práctica importante en las principales religiones del mundo (excepto en el zoroastrismo, que lo prohíbe), porque está relacionado con el arrepentimiento y otras formas de autocontrol. El judaísmo tiene varios días de ayuno al año. Esto incluye el Yom Kippur y el Día de las Expiación; en el Islam, los musulmanes ayunan durante todo el mes sagrado llamado Ramadán; y los católicos romanos y la ortodoxia oriental observan los 40 días de ayuno de la Cuaresma, la temporada durante la cual Jesucristo ayunó 40 días en el desierto.

Se cree que las mujeres eran más propensas an ayunar religiosamente. Se le conocía como "anorexia mirabilis" (ausencia milagrosa de apetito) y se pensaba que una dieta sin comer durante largos períodos era un indicativo de pureza y pureza. Juliana de

Norwich, una anacoreta, mística y fondeadora inglesa del siglo XIV, se creía que era una vía para comunicarse directamente con Dios. En otras religiones, se decía que los dioses solo hablaban a través de sueños y visiones a los sacerdotes que hacían un voto de ayuno.

También se ha utilizado ampliamente para expresar protesta política, con las sufragistas y Mahatma Gandhi como mejores ejemplos. En su lucha por la independencia de la India, Gandhi llevó a cabo ayunos de un día. Su período de ayuno más prolongado fue de 21 días.

Sin embargo, esta práctica también tenía efectos secundarios. Antes de ser sentenciada por asesinato en 1912, la "doctora" Linda Burfield Hazzard, de Minnesota, es considerada responsable de la muerte de más de 40 pacientes. En 1938, murió debido a su dieta. Las "damas del ayuno" victorianas también afirmaban que podían vivir sin comer durante todo el tiempo. Una de ellas, Sarah Jacobs, falleció mientras los médicos examinaban su salud en el hospital.

En los Estados Unidos, el "Movimiento de Higiene Natural" ganó popularidad a principios del siglo XIX con el ayuno terapéutico, que combina el ayuno con la supervisión médica para curar o prevenir enfermedades. El doctor Herbert Shelton marcó el camino. En San Antonio, Texas, fundó la "Escuela de Salud del Dr. Shelton" en 1928. Afirmaba haber mejorado la salud de más de 40.000 pacientes brindándoles ayunos de agua.

En el Reino Unido, el "Milagro de la Naturaleza" incluía el ayuno, que enfatizaba el valor del ejercicio, la dieta, el aire fresco y la luz solar, y la "mentalidad positiva". Tom Greenfield, un naturópata que dirige la clínica de Canterbury, dice: "Aquí, a principios de siglo, el ayuno se convirtió en la práctica más extendida". "La primera clínica Nature Cure que ofreció tratamiento para ayunar se estableció en Edimburgo y tengo dos o tres pacientes que estuvieron allí para ayunar hace muchos años". Las clínicas de ayuno terapéutico también incluían Tyringham Hall en Buckinghamshire, que actualmente está cerrada, y Champneys en Tring, Hertfordshire, que ahora es un spa.

El ayuno se usa para tratar enfermedades cardíacas y hipertensión arterial. Además, aborda la digestión, los dolores de cabeza causados por la obesidad y las alergias, entre otros problemas. Greenfield. Los ayunos eran personalizados y iban desde unas pocas horas hasta dos, tres o seis meses. Para determinar qué pacientes eran aptos para el tratamiento, las clínicas recopilaban todos los datos del paciente y luego realizaban un seguimiento exhaustivo.

Según él, al final, el sistema médico moderno se impuso en el campo de la medicina a medida que se descubrían nuevos fármacos, y el ayuno y el "tratamiento natural" en Gran Bretaña se abandonaron en gran medida. Por otro lado, el ayuno terapéutico, creado por el Dr. Otto Buchinger, es una práctica bien conocida que se practica en varios lugares de Alemania. Actualmente, algunos hospitales en Alemania ofrecen campañas de desayuno financiadas por compañías de seguro médico para disminuir los efectos de la obesidad. En los centros turísticos de Europa, incluyendo los de Hungría, la República Checa y Austria, se están popularizando las jornadas de ayuno.

Greenfield afirma que el ayuno es parte de las costumbres tradicionales alemanas de salud natural. Los pacientes pueden acudir a sus médicos en poco tiempo porque se ha integrado en la práctica médica y sigue siendo popular. El ayuno ha ganado popularidad en los últimos años. Millones de personas en el Reino Unido están probando ayunos intermitentes, como el 5:2 o ayunos adaptados, en los que se consumen alimentos o líquidos específicos durante un período de tiempo determinado. Greenfield está contento de ver el entusiasmo renovado y afirma: "Si las personas pueden ayunar durante un día al menos dos veces al año, posiblemente una en primavera y otra en otoño, y luego reservar un día para tomar un descanso, ayudará a reducir los efectos nocivos de beber agua a diario".

¿Es beneficioso un ayuno?

Para la mayoría de las personas que están bien de salud, el ayuno es beneficioso, pero algunas personas no deberían ayunar o consultar con su médico antes de comenzar el plan.

Antes de comenzar el ayuno, es importante considerar las siguientes consideraciones:

Debe consultar a su médico si está amamantando o está embarazada.

¿Acaso tiene menos de 18 años?

Está deshidratado o tiene un peso muy bajo.

Antes de comenzar el ayuno, es recomendable consultar con un médico, especialmente si está enfermo.

Tiene diabetes (tipo 1) o está tomando algún tipo de medicamento

Padece reflujo gastroesofágico (ERGE).

¿Ha sufrido alguna vez de trastornos alimenticios o está en constante estrés?

Incluso si no pertenece an estas categorías, preste atención a las señales de su cuerpo para determinar si el ayuno es la opción correcta para usted. Para asegurarse de que su cuerpo pueda regular adecuadamente el azúcar en sangre, puede ser necesario cambiar el tiempo de ayuno o hablar con su médico. Tenga en cuenta que acostumbrarse an un nuevo estilo de vida puede llevar tiempo. La mayoría de las veces, hay un período de tres a seis semanas en el que su cuerpo y su cerebro se adaptan al ayuno. Es posible que experimente irritabilidad, debilidad, hambre e incluso una pérdida de libido. Durante los primeros días, si nota que los síntomas son extremos, consulte a su médico. Si te sientes bien después de la fase de adaptación, es probable que tu cuerpo disfrute de lo que haces. Después de esto, debe dejar el ayuno y hablar con su médico para encontrar soluciones para mejorar su salud.

El ayuno puede causar diabetes

Debido a que su organismo es más incapaz de controlar los niveles de azúcar en sangre y la insulina que las personas sin diabetes, es crucial para quienes padecen diabetes hacer un ayuno. Según el estudio, el ayuno intermitente puede ayudar a controlar la glucosa. La principal preocupación relacionada con el proceso de ayuno y los diabéticos son los niveles bajos de azúcar en la sangre. Antes de comenzar, obtenga permiso y orientación de su médico si tiene diabetes. Asegúrese de

tener una estrategia para mantener el nivel de azúcar en sangre bajo control si está dispuesto. Interrumpa el ayuno y reciba el tratamiento apropiado cuando los niveles de azúcar en sangre alcancen aproximadamente 300 miligramos por decilitro o caigan por debajo de 70 miligramos por decilitro. Los diabéticos de tipo 1 tienen un mayor riesgo de desarrollar hipoglucemia que los diabéticos de tipo 2. Estos síntomas incluyen cansancio, temblor, hambre, irritabilidad, ansiedad, más sudoración, ritmo cardíaco irregular y piel pálida.
Convulsiones, confusión, comportamiento o confusión mental, visión borrosa y pérdida de conciencia son síntomas de la hipoglucemia crónica.

Debe visitar an un médico si experimenta cualquiera de los síntomas mencionados anteriormente.

Ayuno y estrés "malo"

La mayoría de las personas describen el estrés que causa el ayuno en su cuerpo como estrés. Aunque no es grave, hay muchos beneficios para la salud que lo motivarán a seguir adelante para lograr sus objetivos finales. Sin embargo, es mejor controlar su dolor antes de incorporar un ayuno intermitente a su dieta. Cuando el cuerpo está bajo estrés prolongado, produce cortisol. Si los niveles permanecen elevados durante un período prolongado, puede causar: * Ansiedad * Depresión * Dolores de cabeza * Aumento de peso * Pérdida de memoria y concentración * Problemas para dormir * Problemas digestivos * Enfermedades cardíacas

El estrés constante daña el funcionamiento de las glándulas suprarrenales con el tiempo, lo que dificulta que regulen las hormonas. Mantener bajo control los niveles de cortisol y las glándulas suprarrenales antes de comenzar an ayunar es crucial si ya está experimentando niveles altos de estrés crónico. Puede reducir sus niveles de cortisol practicando la meditación, reduciendo la cafeína, durmiendo lo suficiente, siguiendo una dieta limpia y nutritiva durante un breve período de tiempo antes de comenzar el ayuno y evitando el ejercicio extremo. El yoga y otros ejercicios de meditación de bajo impacto pueden ser beneficiosos.

Yoga

Una clase de yoga de media hora redujo significativamente los niveles de cortisol, según una investigación realizada por investigadores de la Sociedad de Investigación del Yoga y el Colegio Médico Sidney Kimmel de la Universidad Thomas Jefferson. Los investigadores creen que la activación de la respuesta de relajación del cuerpo al realizar posturas mientras se respira profundamente es un factor que contribuye al descenso del cortisol. Las hormonas relacionadas con el estrés disminuyen naturalmente como resultado de esta respuesta de calma, que detiene la cascada relacionada con el estrés. El yoga, en comparación con los antidepresivos, redujo los niveles de cortisol en el estudio.

Meditación

Según la investigación, la meditación regular no solo es beneficiosa cuando se hace de manera controlada, sino que también puede cambiar las vías neuronales del cerebro, reducir la ansiedad y hacerte más resistente al estrés y más resiliente. Debido a que no hay ningún método incorrecto para practicar la meditación, no dejes que tus ideas preconcebidas sobre lo que es la meditación te impidan comenzar. Es posible comenzar haciendo algunas meditaciones guiadas si eres nuevo en la meditación. Miles de videos de meditación están disponibles en línea.

Respirar profundamente

La meditación y la respiración profunda son complementarias, pero también puedes hacer algunos ejercicios cortos de respiración profunda a tu propio ritmo cada vez que te sientas estresado o incluso si no lo haces, pero quieres estar adelante. Cuando se está estresado, es más común hacer respiraciones rápidas y profundas desde el pecho en lugar de desde el abdomen, pero respirar profundamente a través del abdomen absorbe mucho más oxígeno, lo que hace que uno se sienta menos estresado, más relajado, menos sin aliento y más a gusto. Dominar la respiración profunda requiere práctica. Sin embargo, seguir estos pasos puede ayudarlo:

1. Siéntese en un lugar cómodo o siéntese de lado. Coloque una mano en el pecho mientras que la otra mano está en el abdomen.

2. Respira una larga bocanada de aire a través de las fosas nasales. Tu pecho se

mueve muy ligeramente mientras los músculos abdominales se elevan.

3. Ponga todo el aire que puedas inhalar por la boca.

4. Continúe con este procedimiento hasta que los músculos empiecen a relajarse.

Escritura diaria

Se ha demostrado que escribir tus frustraciones y sentimientos en un papel reduce el estrés. También puede usar papel para escribir una lista de agradecimientos cada día. Al recordarte las cosas positivas que ocurren en tu vida, anotar tres cosas por las que estás agradecido cada día puede ayudarte a reducir el estrés. No tienen por qué ser objetos de gran tamaño. En realidad, tomar nota de las cosas pequeñas que tienes en tu vida puede hacerte apreciar más las cosas que vives todos los días. Es posible escribir cosas como "Estoy agradecido por tener un lugar para descansar en mi interior" o "Estoy agradecido por esta taza de café". Anota lo que valoras cada día y descubrirás todo lo que debes valorar, incluso lo que quizá no hayas considerado antes.

Música

¿Conoces esa sensación de sentirte mejor al instante cuando escuchas tu canción favorita y empiezas a cantar con ella? Es la base del estudio. Según los estudios, escuchar música que te gusta puede reducir tus niveles de cortisol, independientemente de tu estado de ánimo. Aunque cualquier género musical puede aliviar el estrés, la música clásica tiene un impacto sorprendente. La música clásica puede disminuir la presión arterial, el ritmo cardíaco y el pulso y aumentar las hormonas del estrés. La música puede desviar tu atención y los efectos físicos. En lugar de perderte en tus pensamientos o en el constante parloteo de tu voz, centra tu atención y te ayuda a concentrarte en otras cosas. Recuerde a la música clásica o an una que te guste para tumbarte, sentarte, escucharla o bailar si te sientes estresado.

relaciones sociales

Según las investigaciones, las conexiones con amigos cercanos son esenciales para el bienestar físico y mental, y el aislamiento social puede causar niveles elevados de cortisol. El contacto humano puede estimular el nervio vago (uno de los nervios que conectan el cerebro con el cuerpo) y relajar el sistema nervioso, reduciendo la reacción al estrés. Además, reduce los niveles de cortisol y aumenta la liberación de oxitocina, una hormona que se asocia con sentimientos de confianza, satisfacción y paz mental.

¿Debemos acelerar?

¿Por qué considerar el ayuno en primera instancia? Esta es la siguiente pregunta que te estarás haciendo. Pero muchos han estado ayuno durante mucho tiempo.

En realidad, nuestro cuerpo está preparado para hacer un ayuno y no comer. Cuando estamos en un ayuno alimentario, muchos procesos en nuestro cuerpo cambian. Esto ayuda a nuestro cuerpo a funcionar durante el hambre. En ayunas, la hormona del crecimiento humano aumenta y los niveles de azúcar en la sangre y la insulina disminuyen significativamente. Aunque en un principio fue una opción cuando la comida era escasa, ahora se utiliza para ayudar a las personas a perder peso y mejorar su salud. Cuando se ayuna, la quema de grasa es más fácil, rápida y efectiva.

¿Por Qué El Ayuno Intermitente Funciona?

El ayuno intermitente es una forma de planificar la ingesta de alimentos para que su cuerpo se beneficie al máximo. Es una forma sencilla, racional y saludable de comer que puede ayudar a perder peso, en lugar de reducir la ingesta de calorías a la mitad, despojarte de los alimentos que te gustan o sumergirte en una dieta de moda. El ayuno intermitente es una forma de comer de una manera específica, aunque hay muchas formas diferentes de hacerlo.

Este método se enfoca en cambiar sus hábitos alimenticios en lugar de los alimentos que consume. Cuando comience el ayuno intermitente, es probable que la cantidad de calorías siga siendo la misma. Comerá comidas más abundantes en períodos de tiempo más cortos en lugar de distribuirlas a lo largo del día. En lugar de hacer tres o cuatro comidas al día, por ejemplo, puede comer una comida grande a las 11 de la mañana y luego comer una segunda comida grande a las 6 de la tarde. Entre las 6 de la tarde y las 11 de la mañana, no hay comidas. Este es solo un tipo de método de ayuno intermitente, y más opciones se discutirán en los siguientes capítulos. Sin embargo, primero debe saber por qué esta técnica funciona. Muchos atletas, culturistas y profesionales del fitness utilizan el ayuno intermitente para reducir la cantidad de grasa corporal y masa muscular.

Es un método simple que le permite comer lo que le gusta mientras sigue ayudando a perder peso y a construir o mantener los músculos. El ayuno intermitente, tanto a corto como a largo plazo, tiene grandes resultados; sin embargo, los mejores resultados se obtienen cuando esta estrategia se integra en su vida diaria. Aunque el término "ayuno" puede asustar a alguien, el ayuno intermitente no significa que tenga hambre. Para comprender las reglas para el éxito del ayuno intermitente, hablaremos primero de los dos estados digestivos del cuerpo: el estado de alimentación y el estado de ayuno. Después de la comida, el cuerpo permanece en un "estado alimentado" durante tres a cinco horas. En este estado, los niveles de insulina aumentan para digerir y absorber los alimentos. El cuerpo enfrenta un gran desafío al proceso de quemar grasa en este contexto.

El páncreas produce la hormona insulina para controlar los niveles de diabetes en el torrente sanguíneo. La insulina es una hormona que almacena, aunque está diseñada para regular. Si hay niveles elevados de insulina, el cuerpo consume alimentos para generar energía en lugar de almacenar grasa. Esto explica por qué mantener niveles elevados de la misma dificulta perder peso. Una vez que tu cuerpo ha terminado de procesar la comida, te encuentras en el estado de post-absorción. Esta condición puede durar de 8 a 12 horas. Después de esto, el cuerpo entra en una fase de ayuno, lo que significa que tus niveles de insulina disminuyen y tus reservas de grasa están disponibles para quemar.

El ayuno intermitente puede ayudar a su cuerpo a quemar más grasa que cuando sigue la rutina de "tres comidas al día". Esta es la razón principal por la que muchas personas obtienen resultados rápidos con este método sin cambiar sus rutinas de entrenamiento, dieta o incluso lo que comen. Simplemente debe cambiar el tiempo y la frecuencia de sus comidas. Sin embargo, recuperar el ritmo puede llevar tiempo.

No pierdas la fe. Simplemente vuelva a su horario de ayuno si tiene un desliz. Dado que el discurso negativo puede retrasar la vuelta a la rutina, no se castigue ni se culpe. Es el esfuerzo de una persona consciente para cambiar su estilo de vida, y nadie espera que se produzca pronto. Tardará en adaptarse si no está acostumbrado a pasar mucho tiempo sin comer. Cuando elijas el método que se adapte a tus necesidades, concentrarte y mantente positivo, será más fácil en cuestión de minutos.

Tu cuerpo entrará en un estado de inanición si ayunas durante demasiado tiempo y tu cuerpo no puede digerir los alimentos. Esto indica que estás sin comida durante un período prolongado de tiempo, por lo que el cuerpo intentará almacenar calorías para mantenerte vivo al máximo. Esto implica que no solo tienes hambre, sino que también estás perdiendo peso. El ayuno intermitente es ventajoso porque no necesita ayunar durante el tiempo necesario para que su cuerpo esté en un estado de En cambio, hará un ayuno lo suficientemente largo para que su metabolismo se active.

Si hace un ayuno intermitente, notará que si no come durante un par de horas, generalmente menos de 24 horas, su cuerpo no entrará en estado de hambre inmediatamente. Por el contrario, quema las calorías que están disponibles. Tu cuerpo volverá a consumir las reservas de grasa acumuladas y las utilizará para generar combustible si consumes la cantidad adecuada de calorías durante el día. De esta manera, si sigue una rutina de ayuno intermitente adecuada, su cuerpo puede quemar aún más grasa sin hacer ningún esfuerzo adicional.

Es fundamental no anticipar los resultados en cuestión de días. Además, debe estar preparado para participar en el programa durante al menos 30 días antes de comenzar an analizar los resultados. Como solo una o dos comidas rápidas borran todo el trabajo duro que ha puesto en él, también es importante tener en cuenta la calidad de los alimentos que consume en su cuerpo. Para obtener los resultados más efectivos, debe incluir una rutina de ejercicios suaves en los días en los que hay mucha actividad, así como una rutina de ejercicios más tradicional para las comidas regulares.

Comencemos Con Lo Fundamental.

Si planeas perder peso, no lo dejes pasar, haz que suceda, sé paciente y confíe en él.

Estoy seguro de que nunca ha escuchado hablar de esta dieta. Tal vez haya escuchado hablar de la cronodieta o el ayuno intermitente, pero seguramente no ha escuchado hablar de la cronodieta de tiempo comprimido 16/8.

Por lo tanto, comencemos con lo básico:

La dieta cronológica

La alimentación cronológica, desarrollada por un médico italiano llamado Mauro Todisco (quien, entre otras cosas, es uno de los seguidores médicos del Dr. Di Bella), ha demostrado ser la tendencia más efectiva para una ingesta nutricional óptima en los últimos años.

Sin embargo, en este caso, se trata de una ciencia verdadera basada en ciclos hormonales precisos, no de la extraña dieta habitual que a veces pasa de moda. Este tipo de dieta funciona muy bien para mí, y lo hacen todos los demás.

La alimentación cronológica se basa en el principio de que nuestros flujos hormonales son significativamente diferentes durante el día, por lo que la calidad de los alimentos tiene una valencia diferente según el momento de la ingesta.

Sin embargo, examinemos detalladamente la actividad y actividad de las hormonas a lo largo del día, que pueden tener un impacto significativo en cómo distribuimos nuestra comida:

El páncreas produce la hormona insulina, que tiene muchas funciones, pero la principal es permitir la entrada de glucosa en las células. Se puede considerar una hormona claramente engordante porque permite que las células adiposas produzcan triglicéridos, que representan casi el 85% de la grasa del depósito subcutáneo, bloqueando simultáneamente la enzima que las descompone y comenzando el proceso de almacenamiento de grasas. Además, ayuda en la conversión de la glucosa en ácidos grasos adicionales.

Las glándulas suprarrenales secretan las hormonas cortisonas, que tienen muchas funciones, pero la más importante para nosotros parece ser aumentar el nivel de glucosa en la sangre. Actúan para reducir el uso del azúcar dentro de la célula. Estas acciones pueden provocar un aumento en la escisión de los triglicéridos y, como resultado, de los ácidos grasos, que las hormonas cortisona pueden utilizar en lugar de la glucosa convencional como fuente de energía. Estas hormonas funcionan en contra de la insulina cuando usa glucosa para nuestro panículo adiposo. En la mañana, están en su nivel más alto (lo más probable es que preparen el cuerpo para la actividad diaria), permanecen muy altos hasta la tarde y luego descienden gradualmente al nivel más bajo durante la noche.

La tiroides produce las hormonas T3 y T4, que juegan un papel importante en nuestro metabolismo, particularmente afectando la tasa de asimilación de los alimentos. La capacidad de convertir los alimentos en energía en lugar de grasa aumenta con los valores de los alimentos. Alrededor de la una de la tarde, el T3 alcanza su nivel máximo, y el T4 a las 4 de la tarde.

Repito: T3 llega a su punto más alto alrededor de 13 y T4 a 16.

Memorice bien esta información porque puede comer lo que quiera, especialmente carbohidratos (pasta, postres, etc.), en estas cuatro horas.

Sin embargo, la hormona del crecimiento alcanza su punto máximo en las primeras dos horas después de quedarse dormido. Se secreta por la glándula pituitaria y desempeña funciones fascinantes en relación con la proporción de masa magra/masa grasa. Esta hormona, cuya función principal es estimular el crecimiento de todos los órganos durante la edad de desarrollo, también ayuda an estimular el uso de grasas y el aumento de la masa muscular en la edad adulta. Esto se debe a que el polipéptido activa una enzima que ayuda a descomponer los triglicéridos de almacenamiento para usarlos como energía y, al mismo tiempo, reduce el uso de glucosa. Además, aumenta la producción de proteínas y reduce la transformación de aminoácidos en glucosa.

En realidad, solo te hace perder peso con grasa sin perder tus formas musculares, lo que es ideal. Hasta la edad de veinte años, los niveles de la hormona del crecimiento permanecen muy altos. Después de los treinta años, los niveles disminuyen gradualmente.

El uso de grandes cantidades de proteínas en la cena (la comida más cercana al descanso nocturno) y la eliminación casi total de carbohidratos se pueden usar con éxito para estimular el aumento de la hormona de forma natural. Esto se debe a que interfieren con el pico noche de GH.

La combinación de carbohidratos y proteínas en las comidas puede aumentar hasta el doble la secreción de insulina pancreática. Entonces, las comidas deben estar separadas...

Por lo tanto, ya se ha dado cuenta de que existen tres reglas muy simples que puede seguir para quemar grasa de manera natural y siguiendo los ciclos hormonales de su cuerpo:

1) Entre 13 y 16 gramos de carbohidratos

2) Cena con proteínas

3) Ordenar las comidas

¿Qué sucede con el desayuno?

Ahora te diré lo que debes hacer para el desayuno. En realidad, esto es el secreto de la CronoDieta 16/8.

Examinemos el tema...